UNA LACTANCIA CONSCIENTE

Daniela M. Cárdenas Glenn

UNA
LACTANCIA
CONSCIENTE

URANO

Argentina – Chile – Colombia – España
Estados Unidos – México – Perú – Uruguay

1.ª edición: diciembre 2022

Copyright © 2022 *by* Daniela M. Cárdenas Glenn
All Rights Reserved
© 2022 *by* Ediciones Urano, S.A.U.
Plaza de los Reyes Magos 8, piso 1 C y D - 28007, Madrid
© 2018 *by* Ediciones Urano México, S.A. de C.V.
Ave. Insurgentes Sur 1722, 3er piso. Col. Florida
Ciudad de México, 01030. México
www.edicionesuranomexico.com

ISBN: 978-607-748-598-8

Impreso por: Litográfica Ingramex, S.A. de C.V.
Centeno 162-1. Col. Granjas Esmeralda. CDMX, 09810.

Impreso en México - *Printed in Mexico*

LA MAYORÍA DE LAS MUJERES PUEDE
AMAMANTAR

LA MAYORÍA DE LAS MUJERES QUIERE
AMAMANTAR

LA MAYORÍA DE LAS MUJERES NO AMAMANTA...

Mariana Villalobos Orta
Directora de Fundación Lobos

A cada una de las mamás que ha cruzado mi camino, porque es mucho lo que he aprendido de ellas. Gracias por abrirme su corazón y sus vidas. Gracias por la confianza y porque el vínculo que muchas de ellas y yo hemos tejido me ha hecho avanzar en este camino de significado, conexión y amor.

A mis hijos, porque han sido mis más grandes maestros.

A Gustavo, por siempre apoyarme con paciencia en todo lo que tiene que ver con mi educación y mis emprendimientos.

A los angelotes que me cuidan y guían desde el cielo.

A todas las personas que contribuyeron a que este libro exista hoy. Ya sea porque me enseñaron, me leyeron, me ayudaron, aconsejaron o motivaron.

A mi amiga, comadre, *coach* y socia, Valeria Guerra.

Y a mi papá, siempre, porque me hizo creer en mí. Porque siempre me entendió mejor que nadie, y porque nunca me bajó de «Shakespeare» o de «fiera».

Y por supuesto y siempre, a Dios. Gracias allá arriba...

Índice

PRÓLOGO

Cuando conoces a alguien y lo sientes tan cercano, lo metes en una casilla mental de normalidad, «es como yo»; pero cuando te presenta un pedacito de lo que hace mientras no está contigo, no dejas de sorprenderte. ¿A qué horas hiciste esto? ¿Es obra tuya? «Pensé que eras normal...». Y justo tuve esta sensación al leer el libro de Daniela.

En cada página que leí conocí más a la mamá, hija, experta en lactancia y *coach* que acompaña a tantas mujeres y parejas en uno de los momentos más importantes de su vida. Al mismo tiempo no dejó de sorprenderme el hecho de que, de esta amiga tan querida, con una vida sencilla y «ordinaria», saliera tanta sabiduría y cariño para los futuros lectores.

Daniela nos entregó en cada página su pasión por la lactancia y compartió su corazón. Fui testigo de este camino, supe de este proyecto y de su pasión por llegar a más personas, pero nunca me imaginé el resultado. *Una lactancia consciente* es un libro completo e innovador para toda mujer que está a punto de convertirse en mamá, que quiera aprender del tema o que quiera convertirse en asesora de lactancia. Es un libro único porque te presenta este tema, tan necesario en el mundo, con una visión nueva y fresca. Introduce la perspectiva del *coaching* y con esto el manejo de las emociones que se involucran en la lactancia; haciéndolo tan obvio que, al terminar de leerlo, piensas que ya no puedes ejercer esta práctica sin los ejercicios y metodologías propias del *coaching*. Daniela no solo nos brinda los conocimientos técnicos propios del tema, sino que también agrega todo lo relacionado a la nutrición, patologías y expectativas del bebé, entre otras áreas que se cruzan con la lactancia, y que son parte de lo que experimenta una mamá al lactar.

Nos brinda información actualizada de todos los temas que pueden surgir alrededor del bebé, la mamá y el maravilloso proceso de amamantar. Nos comparte casos reales de sus tantos años de práctica; nos mete al mundo de esas mamás y bebés que han pasado por sus manos y corazón.

¿Por qué leer este libro? Porque la autora nos introduce a la lactancia como siempre debió de haberse hecho, como un tema natural, lógico y fácil de experimentar, tal y como lo es el amor. Y pienso en el amor como concepto que da vida porque la lactancia da vida. Con las herramientas y ejercicios que nos ofrece, todas las mamás podrían amamantar y hacerlo de una manera consciente, dándose y queriendo no solo a su bebé, sino a sí mismas.

Esta obra es necesaria y útil para todos los que se mueven alrededor del mundo de la lactancia, porque nos presenta un universo nuevo; introduce el concepto de la consciencia en el arte de amamantar. Nos invita con esto a que no sea solo una experiencia física sino que además abarque más que solo los sentimientos; nos lleva a vivirlo con nuestra inteligencia; nos da las herramientas para guiar en el proceso, de forma que involucremos nuestras creencias, experiencias, emociones y, sobre todo, nuestra elección de cómo experimentarlo desde un lugar de paz.

Ya pasaron muchos años desde que viví la aventura de amamantar al último de mis cuatro hijos. Nunca conté con una experta en lactancia y tampoco encontré un libro tan completo y práctico para que me ayudara a vivir el proceso desde un lugar de tanta sabiduría. Hoy sé, después de leer *Una lactancia consciente*, que todas podemos amamantar y hacerlo de manera feliz; solo se requiere tener la información, hacerla propia y tomar la decisión.

Me hubiera encantado haberme topado antes con Daniela o con este libro, que ahora están por leer. Pero estoy segura de que después de leerlo, habrá muchas *Danielas* brindando este apoyo tan especial, y muchas mamás viviendo su lactancia en total plenitud.

VALERIA GUERRA

INTRODUCCIÓN

Más que nutrición, que beneficios inmunológicos o bioactivos,
la lactancia es «parenting».

A mi mamá le aterrorizaban los partos. Recuerdo cómo se esmeraba en contarme todas las historias pavorosas de las tías que habían tenido algún percance durante sus nacimientos vaginales. Mientras veníamos en el carro aquel febrero de 2008, y a las treinta y ocho semanas de mi primer embarazo, me contaba cómo a mi tía Cecilia se le habían reventado todos los vasitos sanguíneos alrededor de los ojos de tanto pujar, o cómo a su amiga Susana casi se le asfixia el niño en medio del parto, y así se iba. Yo no sé si ella estaba consciente de esto, pero cada vez intensificaba más el resultado trágico de la historia, a ver si así me hacía cambiar de parecer con respecto a mi deseo de tener un parto natural, o al menos así lo percibía yo.

Y es que para mí era un sueño «dar a luz» a la vida que latía tibia y oscura dentro de mi cuerpo. De vivir la experiencia del gran misterio y el milagro del nacimiento a través de los procesos fisiológicos de mi cuerpo. Así es que, cuando en un acto de reverencia alumbré a Gus, mi hijo mayor, el parto dejó de representar una amenaza para mi mamá, y entonces, su atención y su miedo se redirigieron a lo próximo: la lactancia.

«Pobrecito, Dani, no se llena, tiene hambre», «así no, Dani, hazme caso, yo ya los crie a ustedes tres», recuerdo que me decía. Pero el profundo deseo que yo tenía de amamantar a mi hijo, al igual que parirlo, tuvo más fuerza que todas las preocupaciones de mi mamá. Y es que pobre de las dos, ella y yo, porque ambas nos angustiábamos y sufríamos. Yo en mi relación con mi hijo, y ella conmigo, y yo con ella, y ella con Gus. Relaciones. Parentalidad. Tengan estas palabras en mente para más adelante.

Una vez, cuando Gustavo tenía cuatro días de nacido, y ella notó cómo a cada rato evacuaba líquido, me dijo que por favor la escuchara; que sus hijos nunca habían hecho así, que le preocupaba que tuviera diarrea y que le hablara al doctor. Cuando hablé con el pediatra, me explicó que era totalmente normal para un bebé amamantado y no había nada de qué preocuparse. Para mi mamá esto era nuevo, porque ni yo ni mis hermanos fuimos amamantados.

Y así nos la llevamos por semanas. Cada una empujando un poco, insistiendo en la manera correcta de hacer las cosas, de cómo *criar*. Yo sencillamente estaba tratando de llevar mi lactancia, y constantemente nos estábamos topando con discusiones sobre cómo educar, enseñar, condicionar, formar.

Sin embargo, al final, creo que no le quedó más remedio a mi mamá que relajarse. Y se esforzó en suprimir también comentarios como «lo vas a embracilar o malcriar» que fue algo que le preocupó en especial con mi segundo hijo, Federico, porque Fede no sabía sino estar arriba de mí. Suertuda yo porque mi naturaleza es cariñosa y disfrutaba muchísimo cargar y abrazar a mis hijos, pero ella lo percibía como falta de estructura, como desorden. «Dani, escúchame, luego no vas a poder hacer nada. Tiene que acostumbrarse a su cunita».

Al final, creo que aprendió a confiar más y más en esta nueva manera de alimentar y de cuidar a un bebé. De criarlo, o sea, de mi *maternaje*. Con cada hijo que tuve, la noté más tranquila. Pero tengo que confesar que hoy me duele el corazón cuando pienso que en mi último parto pedí que me lo indujeran a las treinta y nueve semanas para evitar que llegara mi familia antes y me dieran sus opiniones constantes y probablemente distintas a la mía. Quería intimidad. Tranquilidad. No tener que luchar ni gastar energía en llevar la contra que intuía iba a tener que llevar. Quería poder ejercer mi parentalidad sin desgastarme, sin resistencia. Libremente.

Cuando llegó mi familia, a la semana de nacido de Guillermo, todo transcurrió dócil. Recuerdo que ahora era mi mamá la que no se quería despegar del bebé, y si se lo daba un ratito, se dormía con él y lo disfrutaba. Noté que aceptaba esta manera diferente de formar a ese mini ser humano. De quererlo, de criarlo. Estaba contenta y tranquila. Ya no volvió a angustiarse ni a criticarme porque lo iba a «matar de hambre»; la tercera fue la vencida. Gracias por ese recuerdo, mami.

Pero hay algo importante que contar en esta historia. Tengo que confesar que solo leí y me preparé con cursos y libros en mi primer embarazo. En mis siguientes dos ya me sentía experta, a pesar de que ahora sé que estaba lejos de serlo. El hecho de haber sobrepasado tanta dificultad en la lactancia con mis primeros dos hijos durante los tres primeros meses me hizo creer que ya lo sabía todo, y que nada podía detenerme. Y es que nada podía detenerme, y eso lo sigo creyendo, porque para mí no existía ni existe manera más natural e instintiva de relacionarme con ellos en esos primeros meses. Era la manera más intuitiva y hermosa en la que podía pensar hacerlo. Y es que siempre amé la lactancia. Me sentía la *Diosa de la Maternidad* y me daba como una especie de subidón postparto. Por eso aguanté todos los problemas que tuve con cada uno de mis hijos. Desde un bebé que no reconocía mi pecho y no lo sabía succionar, y todo lo que implicó solucionar esto, hasta las muy dolorosas grietas que tuve con mis otros dos hijos. Lesiones que sangraban, sobreproducción, infecciones tópicas no diagnosticadas ni tratadas durante meses, mastitis, ductos obstruidos; nada más me faltó la perla de leche. Y seguramente la tuve, pero no la reconocí. Siempre he pensado que tuve una probadita de cada uno de los problemas más comunes que se pueden tener al principio de la lactancia, pero mi amor por amamantar me daba fuerzas para seguir adelante.

Ahora que escribo esto, me doy cuenta de que a mí me motivaron mucho más los aspectos emocionales y espirituales que el propio hecho científico de cómo la leche humana protege y es la mejor nutrición para los bebés.

Todos los problemas que les relaté me duraron muchísimo, más de lo que deben durar cuando tienes una buena guía, pero yo no la tenía. No sabía que existía la figura de la especialista en lactancia que iba a tu casa y hacía de detective para entender las causas de los problemas que tenías, y que te ayudaba a crear un plan de acción para solucionarlos. Además, lamentablemente, los consejos que recibí de distintas fuentes no me ayudaron.

Cuando Guillermo, mi último hijo, tenía cuatro meses, una amiga que vivía en España y a quien le había ido muy bien con su lactancia me recomendó el libro *Un regalo para toda la vida* de un pediatra español que se llama Carlos González y fue un parteaguas en mi manera de entender la lactancia. Al leerlo, me di cuenta de que no sabía tanto como yo creía saber, a pesar de haber tenido tres hijos y de haberlos amamantado. Mis problemas habrían sido prevenibles si el manejo hubiera sido el adecuado desde el principio, además, y quizá lo más importante, es que todo era solucionable, es decir, no tenía por qué haber sufrido durante los tres o cuatro primeros meses con mis hijos. Y vaya que fue una verdadera agonía aguantar las lesiones y el dolor tanto tiempo cuando pude haberlos disfrutado desde un principio.

Así fue cómo me di cuenta de que mis amigas, las que daban pecho y me aconsejaban, realmente no me estaban dando la guía que yo necesitaba. Mi gran epifanía fue que ¡nadie sabía nada de nada! (Con excepción de las especialistas en lactancia claro). La realidad (según yo más objetiva) es que pocas personas saben lo suficiente —a profundidad— y además ofrecen citas diseñadas con el tiempo y el abordaje específico para poder entender, explicar y hacer un plan de manejo para solucionar los problemas. Es así como decidí que quería prepararme formalmente en la especialidad de lactancia para poder ayudar a muchas mujeres que querían amamantar a sus hijos y disfrutarlo.

La primera certificación que hice fue *online* porque se me hacía práctico y, además, en Monterrey, México, donde vivo, no existía ningún programa presencial. Lo hice en las madrugadas, mientras amamantaba a Guillermo, durante sus siestas, en los tiempos que me sobraban cortados aquí y allá. Me fui apasionando tanto que siempre hago la broma de que casi me quedo sin amigas. No podía ver a alguien con un bebé porque ya le quería dar clases de lactancia, y por eso, poco a poco, tuve que ir canalizando mi pasión haciendo prácticas en el Hospital Materno Infantil de Monterrey y dando asesorías gratuitas a quienes estaban interesadas. Todo esto fue evolucionando a lo largo de los años. Hice otros programas académicos y estudios de salud universitarios, me certifiqué como *International Breastfeeding Lactation Consultant* (IBCLC/Consultora de lactancia a nivel internacional), y formé una práctica privada, una escuela de lactancia, un podcast, un libro, y muchos cursos y conferencias para contribuir con el apoyo y la promoción de la lactancia. Para mí, la mejor manera de describir en una palabra lo que descubrí en este quehacer es PAZ.

Meditación activa. Literalmente, si tenía un problema que me traía en algún pico emocional, al llegar a la cita se desvanecía. No existía nada más que ese momento. Solo existía esa mamá y ese bebé, esa díada. Mi distraída mente se calmaba de una manera mágica en cada asesoría. *Mindfulness* sin esfuerzo. Esto me hace recordar que hace poco medité en una *app* llamada Insight donde, al terminar, hacen preguntas a manera de encuesta, y una de las preguntas era: «¿Dónde te sientes más alineado, cuerpo, mente y alma?», yo señalé inmediatamente la opción de «cuando trabajo», aunque dudé si mejor debía de poner la opción de «cuando estoy en contacto con la naturaleza» (ahora me doy cuenta de que es lo mismo). Me sorprendí mucho al ver los resultados de la encuesta: solo el cuatro por ciento se siente de esta forma cuando trabaja. Solo el cuatro por ciento de quienes hicieron esa encuesta, claro está, pero, como quiera, me siento tremendamente afortunada y agradecida con Dios y con el universo de haberme traído a este camino que tanto me gusta y apasiona, lleno de tanto significado y conexión.

Sin embargo, como todo el que estudia y luego sale a trabajar, una cosa es la teoría y otra la práctica. Empecé a dar mis asesorías y más adelante mis cursos deseando ver resultados exactos. Esperaba que mis explicaciones e indicaciones, basadas en evidencia científica, sólida y actualizada, fueran suficientes para que todas las mamás que atendía tuvieran lactancias exitosas, y no pasaran por los problemas que yo había pasado. Esto no se cumplía en todos los casos. Y no estoy hablando del muy pequeño porcentaje de mujeres que tienen algún problema anatómico o fisiológico con relación a la producción de leche ni de los primeros dos o tres días que suelen ser críticos y un poco más difíciles para muchas mamás. Hablo de mujeres con toda la capacidad, información, intención y apoyo que, al nacer sus bebés, muchas de las acciones que tomaban eran contrarias a las que ellas sabían que eran las recomendadas, pero sobre todo *a las que ellas habían decidido que querían hacer.*

Les sucedía algo parecido a la manera contradictoria en la que actué al haber pedido que me indujeran mi último nacimiento, cuando yo soñaba con un trabajo de parto que empezara de manera natural. Yo tenía una intención muy clara, un sueño, y acabé haciendo lo contrario. ¿Por qué dejé de hacer muchas cosas que hoy me duelen no haber hecho? En mi curso psicoprofiláctico me hablaron de hacer *piel con piel al nacer*, me hablaron de por qué era importante no inducir el parto artificialmente, de tenerlo sin anestesia, por lo que hoy sé y entiendo que no fue por falta de información.

Entonces, ¿qué pudo haber sido?, ¿qué sucede en casos como el mío, o como el de algunas de las mamás con las que yo trabajaba, que sabía que tenían ya la información sobre qué hacer para maximizar las probabilidades de éxito?, ¿qué pasa con todas las personas que, como yo y estas mamás, tenían metas e intenciones claras, y en el momento acaban haciendo lo contrario?, ¿por qué tantas madres no pueden actuar de acuerdo con lo que quieren lograr?, ¿qué está ocasionando esta conducta, estas acciones incongruentes que las alejan de sus propias metas?

Para responder a esta pregunta les platicaré de un caso. Han sido muchos similares, pero, me viene a la cabeza uno reciente y es el siguiente:

Una mamá me escribió para decirme que estaba preocupada porque su bebé de 17 días casi no se quiere despegar del pecho, que siente que su hijo no duerme y no descansa lo suficiente por estar succionando tanto. Que ella intenta regular esta dinámica estructurando la duración y el intervalo de las tomas, pero que no le ha sido posible hacerlo. Obviamente se siente frustrada, estresada, pero, básicamente, quiere saber cómo aumentar la producción o qué debe de hacer porque la interpretación de ella, en este caso, es que su bebé tiene hambre y por eso quiere succionar de manera tan frecuente e intensa. Cuando me describen esta situación, que repito, es extremadamente común en bebés chiquitos, siempre les pregunto por los pañales y el peso (vamos a ver esto a detalle más adelante). En este caso concreto, a estas preguntas, me respondió que está haciendo entre 8-10 pañales de pipí y que también evacúa frecuentemente; al menos unas seis veces y de color mostaza, además, que casualmente lo pesó el día anterior. «¿Cuánto pesó?», le pregunté, «y dime también el pesaje anterior al de ayer y la fecha en la que lo pesaste».

Para no hacerles la historia más larga, en un período de 7 días había aumentado 340 gramos. Esto da un ritmo promedio de ganancia diaria de 48.5 gramos, cuando el mínimo es 30 gramos diarios en esta primera etapa. Es decir, el bebé no solo estaba comiendo bien, el bebé estaba comiendo MUY bien. Por lo tanto, estaba descartado que aquí el problema sea producción o baja ingesta por alguna razón, es decir: no es hambre. Dejen repito: no es hambre, o no era hambre. El comportamiento del bebé no estaba relacionado en este caso al tema nutricional. Pero, entonces, ¿a qué estaba relacionado?

Estaba relacionado a cómo cambia, se mueve y se modifica el comportamiento del bebé en base a las necesidades de TODO tipo. No solo nutricionales. Relacionado al avance acelerado en el desarrollo general del bebé. A los brincos en el desarrollo neurológico. A los cambios en la evolución de los ciclos de sueño y otros ritmos hormonales, nerviosos, somáticos, fisiológicos. Al tema afectivo que, a esta edad, es pura neurobiología. Todos estos aspectos ligados y modificados según la etapa de desarrollo se conjugan y se reflejan en los cambios del comportamiento del bebé.

Estos cambios, que expresan necesidades, en una lactancia directa del pecho se van a ver reflejados en la dinámica de «las tomas al pecho». En los patrones generales de amamantamiento. En cómo se intensifica la frecuencia y la duración de las tomas, o en cómo en otras fases del desarrollo y de la lactancia, las alarga o las acorta.

Sumemos a la lista de factores, el temperamento. Temperamento entendido como el nivel de actividad del bebé, regularidad en sus funciones corporales, adaptabilidad, respuesta a nuevas situaciones, umbral de respuesta sensorial, intensidad en las reacciones, grado de distracción y nivel de atención y persistencia. Todos estos aspectos, que son genéticos y con los cuales el bebé nace, y que además por supuesto varían de bebé a bebé, se suman al por qué de los cambios, y sobre todo, y esto es importante, a la individualidad de cómo se dibuja una dinámica en una lactancia, o cómo se van dibujando los cambios en los patrones como respuesta a cambios de carácter biológico.

Entonces, hay que saber que estas son necesidades reales, legítimas. Si sabemos que el apego seguro —tan importante para todo el tema afectivo y psicológico adulto— se forma a partir de cómo respondemos y atendemos a las necesidades biológicas y afectivas de los bebés y los niños, creo que es importante traer a la atención que, el dejar que el bebé mueva los ritmos a cómo los necesita es forjar el apego seguro. No olvidemos que «en los primeros meses de vida, el apego es la fuerza principal que esculpe el cerebro del niño hacia su configuración adulta final». (Teicher 2002).

En consecuencia, si hablamos de apego, si hablamos de las actividades y conductas que ayudan a la madre a cubrir estas necesidades, ¿no estamos hablando de parentalidad? Nils Bergman, especialista sueco en neurociencia perinatal, describe el acto de amamantar como un comportamiento neobiológico regulado por la zona límbica del cerebro, dentro del cual solo uno de sus componentes es la succión. Para Bergman (y para mí también), la lactancia es la ocupación total del recién nacido. La conducta total.

Del otro lado, con la tarea de entender este comportamiento y de atender estas necesidades, está la mujer. Está esta nueva mamá experimentando cansancio físico intenso. Real. Experimentando frustración cuando piensa que no lo está haciendo bien y que no puede *controlar* el comportamiento del bebé. Experimentando todo tipo de emociones que se disparan por todo un mundo de explicaciones psicológicas, que van desde el propio tipo de apego de la madre hasta sus traumas, sus creencias y toda su psicología. La activación de estas emociones, lo que implica en términos de su estilo de vida, cómo interfiere con lo que quiere hacer y todos estos aspectos se van a ver afectados, modificados y cuestionados en la tarea de atender las necesidades del bebé. Todo esto está sacudiendo el mundo materno y retándola de manera intensa. ¿No es esta dinámica una experiencia de parentalidad?

Si tomamos la definición de parentalidad como «el proceso de criar a los niños a través de promover su desarrollo físico, emocional, social, intelectual y moral, desde la infancia hasta la adultez» (New Worl Encyclopedia), o incluso visto desde otra perspectiva, la de la parentalidad consciente como «el compromiso de vida que como padres hacemos con otra persona, de igual a igual, para acompañarla en su camino terrenal, y a través de esta experiencia, recibir una intensa evolución del alma» (Cristina Cortés, 2022), podemos decir que… estamos hablando de *parenting* aquí. Yo creo que definitivamente sí.

Para quien amamanta, esta dinámica es el corazón del cuidado de un recién nacido. Dijimos que es la conducta total, la experiencia total. Es hacer *parenting* con un bebé que acaba de nacer. Es la respuesta corta y general a la pregunta de cuál es la razón por la cual las madres sabotean sus propias metas y se ven imposibilitadas a aplicar recomendaciones que conocen y que cognitivamente entienden que son las que les van a ayudar en sus lactancias. Es la misma explicación de porqué nos cuesta muchas veces aplicar recomendaciones a nuestras vidas, relaciones, proyectos, etc. Todo lo que implique comportamiento humano entra en la dicotomía de la parte cognitiva y la emocional. En el hecho de cómo se tejen y se mueven ambas conductas en la dinámica de una relación humana. Noticia de última hora: la lactancia es una relación humana. Muy humana. Es una relación mamá-bebé.

Tener en el radar que la lactancia es una experiencia de parentalidad, y una de las primeras, justo cuando creemos que no es momento de ocuparnos o pensar en temas de *parenting*, y que mucho de lo que están sintiendo las nuevas mamás está justamente ligado a esto, nos ayuda a concientizar y a entender mejor de qué manera hay que preparase para esta experiencia. Nos ayuda a que soltemos el concepto de que la lactancia es solo alimentar a un bebé.

Ahora entiendo las discusiones con mi mamá en el contexto de la dinámica que marcaba mi lactancia. Yo estaba tratando de nutrir a mi recién nacido y resulta que acabábamos hablando de cómo educarlo y criarlo correctamente. Yo estaba tratando de alimentar a mi hijo y resulta que terminábamos explorando el tema de mi propia vida y mis rutinas, y de cómo iban a verse afectadas. Yo solo estaba tratando de dar pecho a mi bebé y resulta que acabábamos hablando de maternaje, de mis propios intereses, de estilos de vida, y de la manera correcta de hacerlo, es decir, y una vez más: de parentalidad.

A veces pienso que me hubiera encantado conocer más a fondo la neurobiología del recién nacido para hablarlo con mi mamá cuando me decía que lo iba a embracilar y que hubiéramos entendido mejor las dos el comportamiento del bebé. Pero bueno, también es verdad que aspectos técnicos como haber comprendido más sobre cómo transfiere leche del pecho un bebé y las características de la digestión de la leche humana, nos hubiese dado pistas de por qué hacía lo que hacía. Todo es importante, pero creo que no en la proporción que comúnmente se piensa.

Para prepararnos, y para aumentar las probabilidades de poder establecer bien la lactancia, no digo que no haya que conocer sobre los beneficios biológicos tan increíbles que tiene como base para establecer su prioridad, su importancia, e incluso para encender la motivación que bien que se va a necesitar. No digo que no haya que conocer los aspectos técnicos que nos ayudan a que las cosas salgan bien, a saber cuáles son las recomendaciones actuales basadas en evidencia científica. Sin embargo, a la hora de preparar a la madre y al padre para lograr que la lactancia sea posible y, sobre todo, exitosa, yo invertiría el siguiente porcentaje asignado a cada uno de estos aspectos:

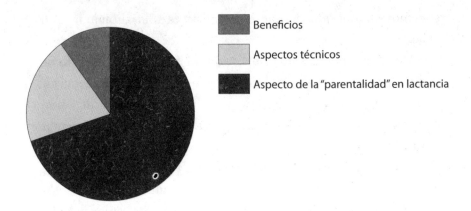

La lactancia es nutrición, es protección, es mil beneficios; pero establecerla, mantenerla, llevarla a cabo y vivirla se hace a través de dinámicas complejas de conducta humana infantil/adulta, y este es el enfoque que necesita énfasis en la preparación. Es este el concepto que necesita herramientas, estrategias y soluciones. Porque al final, toda la ciencia compleja y extensa en relación a la especialidad de la lactancia se traduce en recomendaciones sencillas. Fáciles de entender, pero no tanto de aplicar. Si te estás preguntando el por qué, piensa que es la misma respuesta de porqué sabes cómo manejar cualquier situación de parentalidad con un niño, pero en el momento suele ser difícil hacerlo. El *parenting* no es fácil, y ya dijimos que la lactancia es una de las primeras experiencias de *parenting*.

Por las razones anteriormente descritas, en este libro abordaremos aspectos de carácter teórico-técnico y científico, sustentado en evidencia por supuesto, pero también abordaremos todo lo relacionado al tema del aspecto psicológico/afectivo de la madre.

Empezaremos directo con los aspectos técnicos. Asumo que cada persona que elige este libro ya sabe, entiende y está convencida de los beneficios de la lactancia. Pero, el que una madre pueda querer con todo su corazón amamantar a su hijo, y entienda los beneficios de ello, a veces solo le va a servir para eso: para desearlo mucho. Y no digo que no es importante el deseo y la decisión, pero solo eso, es de poca ayuda una vez que nace el bebé y, justo por esta razón, tantas madres quieren y pueden amamantar, pero la mayoría al final no lo hace.

Mi interés no está realmente en el convencerlas. Mi más profundo deseo es contribuir a que sí puedan hacerlo quienes ya saben que lo quieren. En los aspectos técnicos se cuelan constantemente aspectos sobre la neurobiología y fisiología del bebé que es la base de su comportamiento. Por esta razón, digamos que —y aunque estamos en la sección de aspectos teórico-técnicos— exploraremos los aspectos que tienen que ver con la conducta normal del bebé y todo lo que nos pueda servir para entenderlo mejor, para saber interpretar su comportamiento y conocer qué podemos hacer para manejarlo.

Exploraremos también otros muchos temas de interés general relacionados a la lactancia. Ya hacia el final, nos centraremos en el tema del aspecto psicológico y neurobiológico de la madre. Veremos los temas relacionados a los retos emocionales de la experiencia, a los disparadores de emociones intensas. Revisaremos el tema físico, ya que tiene que ver con la dinámica de la relación madre/bebé en la lactancia. Intentaremos tratar de entender con qué nos vamos a encontrar y por qué. Y buscaremos formar expectativas reales, no solo en cuanto al comportamiento del bebé, sino en cuanto a cómo ese comportamiento afecta a la mamá.

Una vez explorados estos temas, la idea es plantear herramientas concretas. En el caso de este libro, se proponen herramientas de *coaching*. Prácticas fácilmente aplicables. Sencillas. Buscando reflexionar en torno a cómo hacer las preguntas correctas. Revisando todo lo que construye las expectativas reales. Proponiendo herramientas funcionales que pueden ayudar a las mamás a navegar su parte psicológica en esta etapa.

No se preocupen, aunque no lo crean, es una perspectiva fácil de argumentar y que apela al sentido común, a pesar de que no se lo hayan planteado desde este enfoque anteriormente.

¿Listas?

I

ASPECTO TÉCNICO
DE LA LACTANCIA

«El gran enemigo de la verdad, con frecuencia no es la mentira —deliberada, artificial y deshonesta— sino el mito que es persistente, persuasivo e irreal. Con demasiada frecuencia nos aferramos a los clichés de nuestros antepasados. Sometemos todos los hechos a un conjunto de interpretaciones prefabricadas. La creencia en los mitos nos da la comodidad de la opinión sin la incomodidad del pensamiento».

JOHN F. KENNEDY

PRÁCTICAS Y RECOMENDACIONES QUE FAVORECEN EL ESTABLECIMIENTO DE LA LACTANCIA

En esta primera parte del libro, vamos a ver los *Do´s and Dont´s* (lo que se debe y no hacer) básicos para bajar los riesgos de problemas, evitar disfunciones y maximizar la probabilidad de que todo fluya con naturalidad. Esto es, la información concreta sobre los aspectos técnicos de la lactancia: ¿qué se recomienda hacer y por qué?

Todas las recomendaciones oficiales de alguna manera son la traducción sencilla de la extensa ciencia que hay en el fondo. Lo importante es tener en mente que no es *rocket science*, ni está basado en mi opinión. Son las recomendaciones oficiales, basadas en evidencia, de instituciones médicas internacionales. Quizá lo que varíe es mi manera de explicarlo, o cómo lo veo, además de una que otra anécdota.

Empecemos.

PRIMERA RECOMENDACIÓN

Nacimiento

Vamos a empezar por el principio. Con esto me refiero al efecto que el tipo de nacimiento e intervenciones hospitalarias pueden tener en el recién nacido, en términos del comportamiento neurológico, lo que es la succión, y sobre la capacidad que tiene el bebé de alimentarse del pecho sin dificultad. Y para hablar de todo lo que ayuda a que estas funciones estén intactas en el bebé, hay que empezar por lo primero, que es todo lo relacionado a la forma de nacer.

Entiendo que la idea de un parto natural sin anestesia, quizá pueda sonar extremo para algunas personas debido a la era moderna en la que vivimos y a los avances médicos, o incluso, ante los suficientes beneficios con relación a lo que implica para la mamá el dolor. Sin embargo, el hecho de que el parto natural, sin intervenciones ni anestesia, es la mejor opción, es una realidad científica que no puedo dejar de mencionar.

Esto no quiere decir que los partos intervenidos o las cesáreas sean necesariamente malos, o que vayan a complicar el inicio de las lactancias en todos los casos. La verdad es que depende de su correcta indicación, de las condiciones de cada embarazo y de los cambios fisiológicos en el aparato reproductivo en un trabajo de parto. Si en efecto se indica, el cómo se hace, cuál y qué tanta medicina se usa, en qué momento, a través de que vía y demás factores, cuentan para aumentar o disminuir los riesgos de cualquier afectación. Mismo caso con la cesárea, que salva vidas y que en muchos casos es, sin duda, la mejor opción. Todo esto es cierto. Pero también es cierto que conllevan riesgos y es importante conocerlos si queremos tomar una desición consciente de qué y cómo lo queremos hacer.

Regresando al tema del parto, y aludiendo al tema de las intervenciones, empecemos por la anestesia. Comúnmente es administrada vía epidural, y hay que decir que, dependiendo de la dosis, el tiempo y otros factores, en algunos casos puede tener consecuencias sobre el bebé al nacer. Quiero citar un estudio llevado a cabo en 2005 por Halpern y Loscovich, en dónde se buscaron los efectos del fentanilo, un medicamento que comúnmente se administra por vía epidural. En este estudio, se tomó una muestra de 180 pacientes, luego esta población se dividió en 3 grupos. A las primeras 60 no se les puso anestesia, a las segundas 60 se les puso una dosis baja, es decir, menos de 150 mg, y a las otras 60, se les puso una dosis alta, o sea más de 150 mg. Un equipo de pediatras estuvo evaluando el apego al nacimiento, la respuesta general del recién nacido y los aspectos relacionados a la succión y al comportamiento durante las primeras 24-48 horas. A las seis semanas les hacían una llamada a las madres para saber cómo iba la lactancia.

Se encontró que las pacientes que no tuvieron fentanilo o que se les administró una dosis baja, tuvieron bebés con mejor respuesta inicial en relación a la succión, y 80% estaba lactando a las 6 semanas. Las mamás de dosis altas, es decir, de más de 150 mg de fentanilo, tuvieron problemas en las primeras 24 horas en cuanto al agarre del bebé, la succión y el comportamiento general, y menores tasas de lactancia a las 6 semanas. Este estudio es consistente con la conclusión de que la anestesia, incluso si es epidural, (depende de variables descritas en el estudio) pueden afectar el comportamiento neurológico del infante incluyendo su habilidad de succionar, tragar y respirar coordinadamente (Ransjo-Arvidson et al., 2001). Esto sin hablar de que en ocasiones, y cuando la madre está nerviosa o se considera necesario por alguna razón, se administra algún tipo de medicamento vía intravenosa que puede deprimir un poco la función respiratoria del bebé, causando en consecuencia, que se vea comprometida la habilidad del recién nacido de coordinar el succionar con tragar y respirar (Nielsen et al., 1995). Los efectos sobre el infante están relacionados a la dosis y el tiempo que transcurre entre que se pone la anestesia y nace el bebé (Smith, 2013).

Sé que estas intervenciones no se hacen en todos los casos, y que en muchas ocasiones se cuidan los aspectos para reducir o inhibir los riesgos, pero a manera de información, es importante conocer los efectos relacionados al manejo del dolor sobre la capacidad de succionar y el comportamiento neurológico general del bebé. Por último, es importante saber que, en caso de que sí le llegue al bebé, este metaboliza las drogas anestésicas mucho más lento que su madre. En ocasiones, toma hasta cinco veces la cantidad de tiempo, depende del fármaco y la dosis utilizada.

La intención de esta información no es generar miedo ni convencer a alguien de que la única manera de hacerlo es sin anestesia, o de que la lactancia no se va a dar si lo hacen con intervenciones, o de generar culpabilidad… Para nada. La intención es informar sobre todo lo que puede afectar la habilidad para succionar de los bebés, y para coordinar todo lo que tiene que ver con tragar, respirar y los reflejos relacionados a esto. Porque si ocurre esta afectación, no hay una intervención rápida que la corrija y, aunque es transitorio, regularmente tomará días. Como podrás ver es de las primeras dificultades con las que podemos encontrarnos después del nacimiento. Saber si una disfunción en la succión del bebé es inmadurez o afectación por manejo de narcóticos durante el nacimiento, o si está relacionado a otras cosas como la edad gestacional u otras variables, no es ciencia exacta. Sí se puede revisar evaluando al bebé, su comportamiento en el pecho, los antecedentes y la historia clínica, descartando así cada posibilidad. Pero, en caso de tener este problema, el solucionarlo, les exige tener más paciencia de la que ya tienen que tener, mayor esfuerzo físico, emocional y mental.

Por lo tanto, tener bebés con su comportamiento neurológico intacto y con sus reflejos y habilidades para succionar sin disfunciones, definitivamente ayuda a que todo fluya y corra con la mayor naturalidad posible una vez que inicia la lactancia.

Haciendo referencia al dolor, hay que decir que la evidencia científica es consistente en cuanto a que el dolor de un parto es totalmente manejable con el apoyo y las prácticas correctas que favorezcan una labor tranquila y sin complicaciones. Con el acompañamiento de una doula (mujer que ayuda y aconseja a la madre en el embarazo, parto y cuidados del recién nacido) por ejemplo, se puede ir atravesando el momento del parto natural de la mejor manera.

Parir está en nuestro ADN mamífero. Estamos hechas para parir. Nuestros cuerpos saben hacerlo solos, sin necesidad de pensar; es una función del cerebro reptiliano que nos conecta con nuestro instinto más básico. El coctel de hormonas que recibimos cuando no hay intervenciones, hace que la experiencia pueda ser percibida por la mamá desde otro estado de conciencia, de conexión y de química cerebral. Es la huella digital de hormonas que nos regala la naturaleza. Sentirnos complacidas y premiadas con el nacimiento, no solo por recibir el regalo de la vida de nuestros bebés, sino también desde el ángulo de la bioquímica y la experiencia como tal.

Sobre otras intervenciones durante la labor de parto, como por ejemplo el uso de instrumentos como el fórceps o la aspiradora, (dependiendo otra vez del cómo, cuándo, porqué, etc.) y otros factores, pueden aplicar un nivel de presión muy alta sobre la cabeza/cuello del bebé, que luego le genere dolor e inflamación. Incluso puede haber alguna lesión en la cabeza que, de forma transitoria, afecte algún nervio relacionado a la succión, o que le genere molestias físicas ortopédicas. Como todo lo que acabo de mencionar, también está conectado con la fisiología de la succión y pudiera afectarla. En cuanto a la inducción de un parto por vías externas, se han encontrado datos que lo relacionan a un bebé con habilidades de succionar y alimentarse desorganizadas (Boies, Chantry, & Vaucher, 2004; Wang, Doer, Fleming & Catlin, 2004). Además, algunos profesionales de la lactancia reportan que han tenido la impresión de un reflejo de eyección de leche más débil después de una larga inducción (Smith, 2013).

Sin embargo, una vez más, no todas las inducciones son iguales en cuánto a todos los factores relacionados. Debemos tomar en cuenta qué medicamentos, qué vías, qué dosis, qué tiempos de inducción, etc., se usaron, por lo cual no todas tienen el mismo nivel de riesgo. Sin embargo, sí es importante conocer la estadística de que los bebés de las madres que reciben oxitocina sintética intravenosa durante el parto, (yo agregaría que a mayor tiempo y cantidad, mayor riesgo) son dos veces más propensos a tener problemas de succión en las siguientes horas y días postparto (Wiklund, Norman, Uvnas-Moberg, Ransjo-Arvidson, & Andolf, 2009).

Es muy importante que todas las inquietudes que les surjan a partir de la información que lean, las revisen con sus médicos en sus citas de control, para comunicarle qué quieren, aclarar dudas, planear y tener respuesta a todo lo relacionado al cómo están deseando que sea su parto. El resto de las intervenciones que puede haber durante el nacimiento para que sea parto natural o cesárea, tienen más relación con otros riesgos para la mamá. En relación al bebé y la lactancia, las anteriormente mencionadas, serían las más importantes.

Ahora bien, vamos a tratar el tema de la cesárea. La cesárea es una cirugía que se lleva a cabo cuando hay razones que impiden que un bebé nazca por parto natural. La cesárea salva vidas. También es una opción elegible de nacimiento y ¡qué bueno que existe!

Pero, como cualquier cirugía, tiene riesgos. En relación a la lactancia, realmente no hay una conexión entre la cirugía y que tarde más la lactogénesis II (golpe de leche). Sin embargo, las molestias y rutinas asociadas a la misma, es lo que pudiera hacer un poco más incómodo o retador aplicar las recomendaciones. Una mamá que no se siente bien, lo cual es algo más frecuente tras una cesárea, y que tiene nauseas, dolor o baja presión, es una mamá con menor disposición física para poder amamantar a su bebé. Pero son afectaciones que suelen ser transitorias y para nada predicen un mal inicio. Son miles los casos de lactancias exitosas de mamás que tuvieron cesáreas. No obstante, este sería el factor más importante a considerar en relación a la cesárea y el establecimiento de la lactancia.

Les voy a relatar el caso de Natalia, una mamá a la que fui a asesorar al hospital tras una cesárea. Cuando llegué al cuarto estaba pálida, recostada a duras penas en el sillón con un malestar evidente. Sospechaba que la medicina que le estaban pasando para el dolor por el catéter de la epidural le estaba causando esta reacción. Cuando la vi supe que no iba a poder trabajar con ella y su bebé hasta que no se sintiera un poco mejor. Insistí en que le hablara al doctor otra vez y le explicara que el malestar no era un simple mareo, sino era algo más importante, y así fue. Minutos después llegó el Doctor, la revisó, le quitó la medicina que le estaban pasando y al cabo de 10 minutos, recuperó el semblante. Pudimos trabajar con el bebé, el agarre y toda la evaluación y el asesoramiento, y de ahí en adelante todo fue caminando bien. Sin embargo, es un ejemplo de lo que significa tener que sobrepasar dificultades físicas en conjunto con todo lo demás. No significa que no se pueda, solo significa que puede llegar a ser más difícil.

Otro caso en el que puedo pensar ahora es en el de Eva, a quien, horas después de su cesárea, le dolía mucho la herida. Cuando yo llegué, el bebé estaba llorando por lo que había que intentar primero calmarlo, luego prenderlo o extraer calostro del pecho de su mamá y dárselo, y todo esto mientras la mamá hacía gestos de profundo dolor por la herida. Imagínense maniobrar la postura de la madre para que no le genere más dolor en conjunto con la posición del cuerpo del bebé, son factores que también se suman a las dificultades que puede traer un escenario como este. No es que no se pueda. Todo es posible, pero estas podrían ser las dificultades asociadas a malestares post nacimiento, los cuales son más comunes después de una cesárea.

SEGUNDA RECOMENDACIÓN

Contacto precoz o *piel con piel* al nacer

Justo después del parto se prepara un escenario neuroquímico en el cerebro de la mamá y el bebé que nunca más se repetirá y que se produce para asegurar el apego entre ambos, y para que, el recién nacido, gracias a todos los reflejos con los que nace, pueda encontrar el pecho de su madre. Es una cuestión de supervivencia (Martínez, et al; 2015).

Aunque ya dijimos que la lactancia es un comportamiento neurológico, una habilidad del recién nacido que está regulada por el sistema límbico, es importante saber que esta capacidad es *frágil* y requiere la presencia ininterrumpida de la madre. Cuando hay separaciones, o las condiciones del hábitat cambian, este comportamiento fácilmente puede ser modificado, modulado o abolido.

Pero antes de profundizar en este tema, quiero hacer énfasis en que los beneficios también son para la mamá. Klaus y Kernell (1976), describieron diferencias representativas en el comportamiento de las madres después de una exposición continua a sus bebés al nacer. En una etapa temprana, Anderson (1989) describió a la díada madre-hijo como «cuidadores mutuos». La investigación sobre los mamíferos claramente establece que el recién nacido tiene un efecto marcado sobre la madre y viceversa. A este par se le debe reconocer como un solo organismo psico-biológico (Bergman, 2013).

Lo anteriormente descrito, este contacto mamá-bebé inmediatamente después del nacimiento o *piel con piel al nacer* se refiere, tal y como las palabras lo describen, a poner al bebé piel con piel, sobre su hábitat natural: el cuerpo descubierto de su madre. El *timing* es importante y no regresa porque, por efecto de las catecolaminas, especialmente la adrenalina presente en el cuerpo del bebé, este está en un periodo de alerta activa. Este período en que el bebé está despierto y dispuesto es oro, y representa una primera ventaja importante porque el estado fisiológico en el que está el bebé, favorece los instintos y todo el comportamiento neurológico necesario para que pueda empezar a succionar el pecho.

Por lo tanto, *piel con piel al nacer*, es la recomendación oficial de los organismos internacionales compuestos de cientos de profesionales de la salud. Lo anterior, siempre y cuando el bebé haya nacido sano y a término y no presente ningún problema que requiera de alguna intervención que genere una separación. Hay incluso casos de bebés prematuros (*late pre-term* o prematuros tardíos) que, al ser evaluados por el pediatra, se consideran en buen estado de salud y se puede hacer este apego al nacer.

La evidencia científica que respalda el poner al bebé *piel con piel* sobre su madre al nacer es sólida. Los beneficios sobrepasan los relacionados a la lactancia. Van mucho más allá de contribuir solo a esto. Por esta razón, en los hospitales más actualizados y desarrollados del mundo, como por ejemplo aquellos vinculados a las escuelas de medicina de las universidades «Ivy League» en los Estados Unidos, esta es la práctica hospitalaria de rutina de los bebés que nacen sanos y a término: no van a la incubadora. Se quedan piel con piel sobre su madre. Y una vez más, el criterio para establecer este tipo de rutinas está basado en evidencia científica.

Está comprobado que el cuerpo de la madre puede calentar a su misma temperatura (37 grados) el cuerpo del bebé, siempre y cuando estén en contacto piel con piel. Además de que lo regula y lo mantiene en la temperatura adecuada, las hormonas del estrés se estabilizan mejor también cuando el bebé está en contacto humano, especialmente sobre su hábitat natural (su mamá). Se sabe que cuando el bebé está separado en la incubadora o en el cunero y está despierto, está considerablemente más estresado. Todo lo relacionado al sistema nervioso y al estrés (mejor regulado en piel con piel) hace que el ritmo cardíaco sea más estable cuando no hay separación, que la respiración también esté más controlada, que la glucosa, entre otros marcadores, también esté más estable. El estado general del bebé es óptimo al estar en contacto piel con piel.

Es importante entender, que el lugar o hábitat determina el comportamiento neurológico del organismo (bebé en este caso). El comportamiento está enfocado en asegurar el bienestar a través de cumplir con las necesidades biológicas básicas. El hábitat que el organismo ocupa, le permite asegurar estas necesidades (Alberts, 1994). Al nacer, los mamíferos experimentan una transición de hábitat, del útero a la vida afuera de este. Dependiendo del hábitat, cuerpo, pechos de su madre o incubadora, el comportamiento empieza a ser modificado.

Lo que es evidente, desde el punto de vista de estudios biológicos, es que el control del comportamiento del recién nacido depende enteramente de estar en el hábitat correcto (Bergman, 2013). En el hábitat natural del recién nacido es en donde puede ser más independiente. Es en donde se puede calentar y comer, es en donde mejor duerme y cicla el sueño, donde se siente más seguro y está más relajado, donde mejor se estimula (tacto, olfato, gusto, visión y balance) pero además, lo hace dentro de la tranquilidad de estar en contacto con la madre. Es en donde se sincronizan mejor los ritmos naturales de la díada madre-hijo. Es en donde se fomenta mejor el apego, y todo esto resulta en una mayor estabilidad fisiológica y neurológica para el recién nacido y para la madre.

Qué ironía cómo los viejos paradigmas nos hacen ver una situación anormal como normal. La mamá y el bebé, quienes son los protagonistas de un nacimiento, quedan separados y ansiosos. La mamá recién parida es dejada en recuperación, con aparatos diseñados para que avisen si algún indicador se sale del rango y la madre necesita atención médica. Y el papá y demás familiares, por lo general van a ver al bebé que está en los cuneros. A través del vidrio por supuesto, mientras el bebé llora y se cansa, llora y se cansa (porque no se calma, solo se agota y por eso pausa), durante dos horas aproximadamente. El bebé solo, estresado, queriendo exponerse a un contacto humano que no consigue. Y por otro lado la mamá, sola, ansiosa y queriendo ver a su bebé. El resto de la familia detrás del vidrio, lo cual es totalmente antinatural, es un concepto social construido a partir de rutinas hospitalarias innecesarias, que hoy se sabe son obsoletas. Pero como es parte de ese concepto inconsciente, de ese paradigma arraigado en las creencias de la cultura a la que pertenecemos, lo percibimos como normal.

Beneficios del *piel con piel* con relación a la lactancia

Además del estado fisiológico de «alerta activa» que favorece las primeras succiones y comportamientos alrededor del pecho, otros factores que favorecen que todo fluya con naturalidad y bajan el riesgo de complicaciones son los siguientes:

- **El bebé mama por primera vez del pecho y no de una mamila:** Que coma es importante, porque asegura que sume mililitros de ingesta, y esto lo ayuda a estar hidratado, a recibir las calorías necesarias y a bajar el riesgo de hipoglicemia e ictericia, pero además, porque el bebé apenas está aprendiendo, y succionar el pecho de su mamá es muy diferente que succionar la mamila de un biberón. Succionar no solo nutre físicamente al bebé, también lo consuela, lo calma, es decir, lo nutre emocionalmente. En consecuencia, queremos que el bebé memorice cómo se mama el pecho, no el biberón. Cada vez que succiona, refuerza el camino neuronal relacionado a esta nueva función que está aprendiendo. Queremos que lo haga mucho, por distintas razones, entre ellas que lo refuerce, es decir, lo memorice bien. Mientras más pequeño el bebé más vulnerable es a confundirse. ¿Qué tan susceptible es a presentar confusión? Varía, y está claro que entre más se expone a biberones en los primeros días, en las primeras horas, mayor es el riesgo de confusión. Que se prenda en la primera hora aumenta las probabilidades de que la succión al pecho se memorice bien, y de que la producción se establezca mejor en los siguientes días y semanas, y esto, por supuesto, es extremadamente importante.

- **Toma calostro en vez de suero:** El calostro es leche y es importante aclararlo. Es la leche para el recién nacido. Está especialmente diseñada por la naturaleza y el cuerpo humano para que sea muy alta la proteína (importante para el cerebro del recién nacido), baja en lactosa, baja en caseína y llena de antioxidantes, grasas, vitaminas, minerales, enzimas, hormonas y anticuerpos. En esta leche se encuentra la concentración más alta de glóbulos blancos por mililitro que probablemente va a tener la leche en el resto de su curso. Son especialmente altos durante la primera hora postparto. Las concentraciones de las inmunoglobulinas y lactoferrina son también más altas, el doble de lo que contiene la leche madura. Por esta razón, y porque el sistema digestivo del bebé es inmaduro, y porque el tamaño de su estómago es del tamaño aproximado de una canica, los poquitos mililitros de calostro que tome el recién nacido son suficientes para nutrirlo y protegerlo de una forma que ningún otro líquido que ingiera (suero o fórmula) va a poder hacerlo. Cada mililitro de calostro que tome tu bebé son defensas, son glóbulos blancos, son hormonas que no contiene ninguna otra leche. La alta viscosidad y el volumen del calostro (5-7 mililitros por vaciado aproximadamente, y hay que recordar que no siempre que va al pecho vacía) no es casualidad. Lo hacen una comida más segura para un recién nacido sin experiencia en coordinar succionar, tragar y respirar. Además, el hecho de que es menos fluido puede aumentar la motivación a querer succionar el pecho con más frecuencia y estimular la producción de leche en la madre (Chen, Nommsen-Rivers, Dewey & Lonnerdal, 1998; Bystrova et al., 2007).

• **Se sintoniza el ritmo mamá-bebé mejor:** Las acciones que se toman con respecto al nacimiento, parto y postparto, tienen una implicación importante en la cascada hormonal que se genera en la madre y el bebé. Se sabe que la *piel con piel*, el estímulo temprano al pecho y la no separación de madre e hijo, contribuyen a que haya una mayor simbiosis en los ritmos de madre e hijo, para que, por lo tanto, todo fluya con mayor naturalidad.

• **Mayor probabilidad de buen agarre:** Que haya un agarre correcto del bebé al pecho es extremadamente importante para que la madre no sufra lesiones en el pezón y haya buena transferencia de leche. Se sabe que exponer al bebé cuando nace al pecho, aumenta las probabilidades de que naturalmente el agarre sea correcto.

• **Se estimula dentro de la primera hora postparto la glándula mamaria:** La producción de leche se forma en base al estímulo y correcto vaciado. Mientras más temprano y frecuente sea el estímulo, mayor probabilidad de alcanzar una buena producción de leche. La Dra. Jane Morton de la

Universidad de Stanford, explica que hay una relación directa entre el estímulo recibido durante los 3 primeros días postparto y el cómo va a estar la producción de esa mamá al mes; y, el cómo está la producción al mes, tiene relación con cómo va a estar la producción durante el resto de la lactancia. Mayor y mejor remoción de leche durante la primera hora, y luego, en los primeros días de vida, lleva a una mayor producción de leche incluso semanas después (Morton et al., 2009).

Cada paso que das desde el inicio, te aleja o te acerca a tu meta. La idea es que la evolución fisiológica de todos los procesos que se inician con el nacimiento fluya de la manera más natural posible, y que no tengas que estar luchando en contra, porque es importante recordar que es un momento emocional y de cansancio físico, es decir, no es el momento óptimo para hacer más esfuerzos de los que ya estás haciendo. Por eso, es importante no desestimar ninguno de los pasos. Muchas mamás me preguntan que por qué, si se supone que la lactancia es un acto natural, no se da natural. Y la respuesta corta es que las intervenciones y separaciones innecesarias crean, o comienzan a crear, disfunciones en la conducta del bebé y en la producción de la mamá que pueden ser leves o severas, y es cuando empiezan los problemas. También está el tema de la información, las expectativas, y por supuesto, todo lo relacionado a los retos físicos y emocionales de la madre. Por eso, es importante evitar al máximo intervenciones y separaciones. Es un momento frágil para que las cosas corran de la manera más natural posible. Sin embargo, como en todo lo nuevo que hacemos, sí hay una curva de aprendizaje. Acuérdense que al poner en práctica la teoría es cuando realmente la comenzamos a integrar a nuestro sistema límbico y en consecuencia, a aprenderla realmente. Llega el punto en donde se automatiza tanto que lo hacemos ya sin pensarlo.

Por último, si por alguna razón te sientes muy mal, o como me platicaba una mamá que se ponía extremadamente nerviosa y empezaba a moverse de manera incontrolada mientras todavía el doctor trabajaba en la cesárea, y por ese motivo la dormían; tu pareja, el papá de tu bebé, puede hacer el apego. Van a tener todos los beneficios que le da al bebé hacer *piel con piel*, con excepción, claro está, de que el bebé pueda ser amamantado. El papá puede vivir ese vínculo y va a ser la manera en que va a empezar a experimentar la paternidad. Extremadamente valioso.

TERCERA RECOMENDACIÓN

Libre demanda: *Baby-led feeding*

Este enfoque describe el inicio de la lactancia como *baby-led*, *baby-led learning*, *baby-led feeding* o *baby-led breastfeeding* que se pueden traducir como libre demanda del bebé, para reconocer la naturaleza interactiva del proceso que envuelve el que la madre apoye el estado de regulación del infante (Schore, 2001), que la madre pueda leer lo que el recién nacido quiere comunicar y así seguir sus señales *(Smillie, 2013)*.

Yo tengo mi propia teoría de porqué la recomendación de la libre demanda suele no indicarse o suele explicarse mal a pesar de que es la recomendación básica de lactancia.

Antes de comenzar a explicar qué es la libre demanda y cuál es mi teoría de porqué es tan persistente la indicación de «cada 3 horas» (y si se quiere alimentar antes se puede dar; lo cual sería horario flexible, no una verdadera libre demanda), solo quiero empezar por decir que esta indicación, como todas las demás recomendaciones que van a encontrar en este libro acerca de los aspectos técnicos de la lactancia; no son mi opinión, ni la de un solo pediatra en particular, sino que son recomendaciones formales de organismos como la UNICEF, la OMS, la Asociación Americana de Pediatría o el Colegio Americano de Ginecología, entre otros.

Aclarado esto, regresemos al tema que nos concierne. Aunque el rango oficial de las veces que, como mínimo, debería de ir un bebé al pecho en etapa de lactancia está entre 8 y 12, hay que saber que este es solo un rango de referencia. A mí particularmente me parece útil para establecer el mínimo que es, al menos 8 veces. (Es muy común ver en los primeros días bebés que solo van 4-5 veces al pecho en período de 24 horas). Sin embargo, la recomendación oficial en cuanto a patrones de lactancia es: Libre demanda.

La libre demanda se refiere al acto de alimentar al bebé con la frecuencia y la duración que este lo desee, ya sea por razones que buscan satisfacer sus necesidades nutricionales, por razones que buscan cubrir necesidades afectivas, o por razones relacionadas al enfoque integral de lo que significa la lactancia en un recién nacido: Su ocupación total, su comportamiento total, por todas las razones anteriormente explicadas.

Las señales que indican que un bebé quiere succionar el pecho son normalmente sutiles en un bebé recién nacido. A mí me gusta decir que, así como en época de pandemia cualquier estornudo, moco o tos era Covid hasta demostrar lo contrario, en relación a señales tempranas en un recién nacido, «todo movimiento, señal sútil o mediana duda» debe de ser considerado como que quiere ir al pecho (no nos importan las razones, todas son valiosas y todas promueven la ingesta de leche) hasta demostrar lo contrario. Tomen en cuenta el factor estrés o véanlo a la luz de este. ¿Qué tan sutiles, obvias o tardías (llanto) son las señales? Solo demuestran el grado de estrés del bebé. Lo óptimo es un bebé en estado de relajación, no en estado de estrés. Un bebé en estado simpático o estresado es un bebé al que se le va a dificultar prenderse, regularse, calmarse.

Regresando a que todo movimiento por más sutil que sea es señal de que hay que llevarlo al pecho hasta demostrar lo contrario, preguntémonos: ¿Cómo demostrar lo contrario? Ofreciéndole el pecho. Si lo quiere lo tomará y succionará. Si no lo quiere, no lo tomará y seguirá durmiendo, es decir: no pasa nada. No hay riesgo en descartar que no quiera ir al pecho. Por el contrario, sí hay riesgo en no interpretar bien las señales, porque en un recién nacido, esto puede resultar en tomas muy espaciadas, las cuales comprometen la ingesta suficiente de leche en el bebé, y en muchos casos y de manera secundaria, la producción de leche.

Otro dato interesante es que los bebés succionan dormidos. Los recién nacidos y hasta alrededor de los 4 meses tienen solo dos ciclos de sueño, el activo y el no activo, que son los precursores de REM y NREM. Durante el sueño activo toda la parte nerviosa, motora, y de reflejos está activada. Y la succión es un reflejo. Si el bebé está dormido en fase de sueño activa y se le ofrece el pecho activando el reflejo de búsqueda correctamente y el de la succión, el bebé sano, normal y generalmente, succionará dormido. Tragará dormido. Digerirá dormido. Se alimentará dormido. ¿No es increíble la naturaleza? Les doy este dato, porque muchas veces nos preocupa que el bebé no duerma suficiente, pero esta preocupación tiene base en la expectativa de que el bebé solo duerme si no está succionando, o que solo duerme si está en su cuna, moisés, o en un lugar aparte del contacto humano.

La libre demanda depende 100% de que las señales de que el bebé está listo para ir al pecho se interpreten correctamente. Si son muy sutiles y los padres no las pueden interpretar, y solo miran al bebé enamorados, y le hacen caricias que lo duermen, o arrullan o dan palmaditas constantemente, se van perdiendo oportunidades tempranas de que el bebé regrese al pecho a «sumar» ingesta de leche y estímulo. Porque en un recién nacido el tiempo de succión *efectiva* es normalmente corto. Las tomas que se describen de 40-60 minutos no son tomas de pura succión nutritiva. Eso es normal, y es justamente parte de la intensidad en la frecuencia y duración del amamantamiento. Si los padres no interpretan correctamente, pues no lo llevarán al pecho.

En etapa de calostro, por ejemplo, o en general en la primera semana de nacido del bebé, muchas veces es tan poca la ingesta, que tienen la glucosa y energía baja por lo que pasan de 4 a 5 horas dormidos y es muy difícil despertar al bebé para que vaya al pecho, y cuando lo hace, succiona sin mucha energía. Estos padres piensan que están haciendo libre demanda y están casi forzando a que el bebé succione, y nada más lejos de la realidad. ¿Ven por qué es tan importante el cómo se interpretan las señales?

Tengo una amiga que cuando me oye dar esta explicación, me dice que esto que yo explico no es libre demanda sino «libre oferta». Y yo le digo: ¡Lo que funcione!, solo lleven al bebé al pecho con mucha frecuencia y la dinámica se empezará a intensificar sola. Se acuerdan del tema del hábitat y cómo modela el comportamiento de organismo (en este caso el bebé), y luego que el propio comportamiento se refuerza en caminos neuronales a medida que se repite, bueno, súmenle a esto, que la ingesta son calorías, es decir, energía; es decir, glucosa. Sumemos además buena producción: *Boom*: ¡buena ingesta de leche! Buena producción. Buen refuerzo de los caminos neuronales relacionados a esta actividad. Y buen inicio para establecer la lactancia.

Las señales tempranas, como toda la conducta, son parte del comportamiento neurofisiológico de alimentación del infante. Este comportamiento ha sido entendido como un comportamiento funcional que forma parte de una secuencia que exhibe el infante en su patrón de alimentación. Cuando las madres son educadas a interpretar este comportamiento como normal, el agarre correcto al pecho sucede con más facilidad porque no se interrumpe la secuencia natural de este ni la capacidad innata que tiene el recién nacido de poder prenderse al pecho. Al comprender las señales como parte de una secuencia en vez de solo «señales», hace mucho más fácil el entender porque el ignorarlas o no interpretarlas correctamente corta el inicio del patrón de alimentación, creando problemas y disfunciones en el agarre.

El llanto, por ejemplo, es considerado una señal tardía de hambre. Esto es importante, porque el bebé debe de estar en un estado tranquilo si queremos que exhiba una respuesta de succión y alimentación organizada. Aún y cuando el bebé está sobre el pecho de su madre, si está muy hambriento (como usualmente lo está un bebé cuando llega al punto de llorar) también va a estar estresado y alterado, y si su madre no lo puede calmar, lo más probable es que el infante no pueda organizar su comportamiento (Mannel, Martens, Walker, 2013). Lo anterior es algo que veo con frecuencia. Bebés estresados por hambre a los que se les dificulta buscar, tomar, succionar el pecho por el estado fisiológico en el que se encuentran. Y, en la mayoría de los casos cuando esto pasa, los padres lo interpretan como cólico. Cólico porque parece que su bebé no tiene hambre porque no agarra el pecho, no agarra ni siquiera el biberón ni se calma en brazos o con arrullos. En la medida en que la desregulación aumenta, cada vez se hace más difícil calmarlo y llega un punto en el cual la conclusión es que le ha de doler algo. Pura interpretación de la conducta. En muchos casos equivocada claro, por no entender sobre las necesidades y el comportamiento normal del bebé sobre la dinámica de la lactancia. Por eso es tan importante poder interpretar adecuadamente lo que pasa.

Cuando un bebé está en los brazos de su mamá, va a estar en un estado de calma parasimpático, permitiéndole buscar el pecho y facilitándole que se prenda y aprenda. Si es separado de su madre, el bebé hambriento experimentará estrés y entrará en un estado simpático caracterizado por un incremento en las catecolaminas y el cortisol. Esto lo va a hacer llorar e irritarse, comportamientos que le ayudan a regresar a los brazos de su madre (Bregman, 2003; Christensson, Cabrera, Uvnas-Moberg, & Winberg, 1995). Widstrom y Thingstrom-Paulsson (1993) demostraron que, cuando un recién nacido llora, levanta la lengua hacia su paladar, lo que hace difícil el poder agarrar el pecho.

Si se ve un problema donde no lo hay, se puede acabar estando en la posición de tomar acciones que pongan en riesgo la lactancia en base a esa percepción equivocada de lo que está sucediendo. Un ejemplo sería ofrecer un biberón, que, en algunos casos (depende del grado de estrés y el bebé) puede activar el reflejo de succión, para que tome rápidamente un volumen alto de leche que, en algunos casos, resulta en exceso dejando al bebé en un estado de embotamiento y somnolencia que los padres pueden interpretar como «no estaba saciándose, no hay suficiente leche, algo está mal, etc.».

Señales tempranas de succión

Qué tal si proponemos este nuevo concepto para las señales tempranas de hambre: **«señales tempranas de succión»**. Esto, solo para reforzar el concepto y concientizar el hecho de que los bebés que son exclusivamente amamantados quieren prenderse al pecho no solo por necesidades nutricionales, sino también por muchas otras razones biológicas entre las cuales está lo afectivo. En palabras simples, a veces se quiere prender solo porque se quiere arrullar, o porque algo le duele o molesta, o porque quiere estar cerca de su mamá, o porque se sobre estimuló o se asustó, o sencillamente quiere succionar. Y estas razones no solo son normales, sino que además, satisfacerlas es bueno. La madre no debe intentar adivinar si la razón por la que el recién nacido quiere prenderse al pecho es nutritiva o no nutritiva, cualquiera de las razones es válida y es importante atenderla.

Tener este concepto claro, y poder ver e interpretar correctamente las señales tempranas de hambre para ofrecerle el pecho al bebé es clave los primeros días de la lactancia. En un tiempo en el que los bebés suelen tener períodos irregulares de sueño, muchos de estos resultando en bloques de sueño largos, del que como ya dijimos es difícil despertarlos, donde además el calostro es una leche fácil de digerir y que se produce en pequeñas cantidades, entonces podemos entender por qué cada ventana de oportunidad de que el bebé succione (independientemente de si es nutritiva o no) debe ser entendida como eso: una oportunidad de que tome el mayor número de mililitros u onzas de leche en un período de 24 horas. Es importante decir que, en la succión no nutritiva, normalmente también hay transferencia. Típicamente es una succión suave y rápida con una proporción de 6 succiones por trago, en contraste con la nutritiva que va desde 1 a 3 succiones por trago (óptimamente 1 por trago), dependiendo de la producción y el tiempo que tenía sin comer el bebé.

Etapa de calostro (no todas las etapas de lactancia son iguales)

Revisemos otra vez el punto de la ingesta de calostro y leche en la etapa temprana antes de seguir.

Si en la estancia hospitalaria decidieran no amamantar y pidieran fórmula, lo mínimo que les van a mandar es 1 onza (30 mililitros aproximadamente) cada 3 horas. Si es cada 3 horas, significa que son 8 tomas en un período de 24 horas y que lo máximo que va a sumar a la ingesta diaria son 8 onzas porque puede que solo se tome 20 mililitros en cada toma.

Debo decir que hay una discrepancia —que todavía no he resuelto— al consultar libros y estudios y al conocer la opinión de pediatras sobre el tema de que la cantidad de ingesta de calostro está por debajo de los 100 mililitros los primeros días, lo cual es más o menos 3 onzas normalmente, y considero que esto ESTÁ BIEN Y ES SUFICIENTE. ¿Por qué la diferencia con los cálculos normales como el que les describí anteriormente, que se hacen en base a peso y edad? Pues hay varias hipótesis, pero realmente no se tiene una respuesta por ahora. Creo que hace falta todavía mucha investigación. En todo caso, y regresando a la idea anterior, lo que importa en cuanto a la ingesta en un bebé, es la cantidad total de leche que consume DIARIAMENTE. Este punto de tener un marco de 24 horas es muy importante.

Sabemos que el volumen de leche que transfiere un bebé del biberón, en general, suele ser mayor de lo que transfiere directamente del pecho. Este es un hecho científico que es especialmente cierto en fase de calostro, es decir, los primeros 2 a 3 días, días que son críticos en el establecimiento de la lactancia. Por lo tanto, imaginen que la transferencia de calostro es poca porque la cantidad que produce la mamá es pequeña (por esta razón es normal que no sienta congestión o vea salir leche), en general está en alrededor de 5 a 7 mililitros los primeros días por vaciado, y de estos mililitros no sabemos exactamente cuánto se va a tomar el bebé. Hay muchos factores en el bebé que hacen que sea variable la cantidad que transfieren por evento de succión. No todos los eventos de succión son iguales y no todas las veces transfieren lo mismo. No siempre llenan la totalidad de su estómago y no siempre que quieren volver a succionar hicieron vaciado gástrico completo. ES NORMAL. Los bebés son seres humanos no son robots ni extractores.

Recordemos también que, el hecho de que la mamá tenga la cantidad de leche necesaria, no garantiza que el bebé la transfiera. Entonces, la cantidad es poca, por su consistencia y viscosidad sale lento y se transfiere lento (esto tiene varias hipótesis de para qué sucede así), pero recordemos también que el bebé está aprendiendo a succionar, está recién nacido y se cansa y se duerme pronto. Es normal. Si su succión es organizada y el bebé tiene toda la capacidad de transferir, de igual forma es normal que dure pocos minutos en succión nutritiva. Es normal. Pero, si esto de que el bebé vaya al pecho a succionar solo sucede cada 3 horas, yo les pregunto: ¿Nos dan las cuentas de la ingesta diaria óptima? La respuesta es que muy probablemente no. Ni siquiera sumaremos la ingesta establecida para calostro que es menor, olviden entonces la que se calcula para fórmula en biberón.

Los factores que influyen en qué tanta leche y en qué tan rápido transfiere un bebé del pecho, tienen que ver con su anatomía y su función oromotora. Aspectos como el sello de los labios, el movimiento lateral de la lengua, la fuerza de la lengua, cómo se extiende y eleva, el movimiento peristáltico, la presión intraoral, la capacidad cardio respiratoria, la coordinación, es decir, la organización de todo esto, junto a la madurez de sus patrones una vez que está en el pecho y sus propios ritmos biológicos, todo esto va a dar un resultado que varía de bebé a bebé. Es justo lo que hace que un bebé transfiera mayor cantidad de leche en un mismo período de tiempo que otro, incluso si fuera de la misma mamá.

Por todas estas razones, no se debe estandarizar el mismo tiempo y frecuencia para todos los bebés. Y sumemos a esto la producción de la mamá, qué tan lleno está el pecho, la capacidad de almacenaje, la sensibilidad a la oxitocina y el reflejo de eyección, la cantidad de ductos de salida, etc. Todos estos son factores que también se suman a la dinámica de cómo se transfiere la leche del pecho al bebé. Una vez más, por eso no se debe estandarizar.

Después de toda esta explicación quiero dejar claro el mensaje de las razones que están de fondo en el concepto de libre demanda.

Hace poco, en broma, publiqué en IG un post que proponía un nuevo nombre para la libre demanda: «*shuffle blurr*». *Shuffle* refiriéndome a que, de manera aleatoria, puede tocar una toma vigorosa, otra intensa o suavecita, otra corta, una nutritiva o no nutritiva, es decir, son variables y esto es normal. Y *blurr,* refiriéndome a que los intervalos son aleatorios, algunos largos otros cortos.

¿Quién dice que cada vez que el bebé succiona llena el estómago completamente? Y, aunque lo hiciera, la leche, apenas toca el estómago, empieza su tránsito intestinal. Cuando un bebé termina su «toma» de 40 minutos (en la que estuvo a veces solo haciendo succión no nutritiva), ya ha estado digiriendo, vaciando... evacuando. Es importante compartirles un dato proveniente de la literatura en el tema, que dice que, la digestión de la leche madura, si el estómago en efecto se llena (y ya dijimos que no siempre sucede), es de 90 minutos máximo. Es decir, una hora y media. El dato de cuánto tarda la digestión del calostro no lo he encontrado, pero por todo lo que les he explicado, seguramente es muchísimo menos tiempo.

Podemos concluir que los patrones en un recién nacido y, en general en los bebés chicos, no tienen un ritmo y orden perfecto por todas las particularidades de cómo transfieren, suman ingesta y digieren, pero además, por todos los factores afectivos que se cubren a través de la succión y el contacto físico, el estímulo sensorial, el sueño que consiguen mientras succionan y están en contacto humano. No debemos olvidar que, además de lo anterior, el temperamento del bebé y cada una de las características que lo componen, se van a sumar a todo esto para mover los resultados en cuanto a patrones. Esto es a lo que se refiere la libre demanda. ¿Les hace más sentido ahora?

Refuerza la observación de que es la ocupación TOTAL de un recién nacido. La conducta TOTAL de un recién nacido. En este sentido, y especialmente para cubrir ingesta y estimular producción, la frecuencia no solo es normal, es deseable. No debe de alarmarnos, aunque sea normal que nos cansemos. Pero eso es tema aparte, y como se conjuga con el tema de *parenting* y de lo emocional, lo vamos a ver a detalle más adelante.

Cuando un bebé que está succionando y, a medida que succiona y pasan los minutos, en vez de irse relajando se va estresando, —se quita, se pone, jala, llora, está inquieto, va de un pecho al otro y no se calma—, su conducta nos indica que puede haber un foco rojo de que hay un problema con el flujo, el cual puede estar relacionado a que sea muy bajo, pero también muy alto y habría que evaluar.

Ahora bien, un bebé que succiona y se va relajando y está plácido en el pecho, aun cuando tenga el pecho en la boca, se mueva, pero casi no succione, de señales de querer regresar, o cuando esté en tomas maratónicas (*«cluster feeding»*) y lleve 2 horas de un pecho al otro, si está relajado en el pecho: es normal. Incluso si al momento de quererlo separar y llevar a la cuna, se despierta, y vuelve a buscar el pecho, o llora y solo se calma en el pecho, es normal. Si se fijan son dos cosas diferentes, pero que fácilmente se pueden confundir.

Por último, debo hacer énfasis en que todo lo anterior, —la libre demanda—, trae como resultado menos pérdida de peso y luego mayor ganancia, menor riesgo de ictericia, y mayor aporte nutricional y protección por el contenido de calostro. Para la madre, cada una de estas oportunidades, son estímulo y vaciado que se suman a incrementar el volumen de receptores de prolactina que se crean solo durante las dos o tres primeras semanas, y tienen una relación directa con el volumen total de producción de leche el resto de la lactancia. Mientras más seguido se prenda el bebé los primeros días, más rápido va a ocurrir el «golpe de leche» y mayor será la producción en la madre y la ganancia de peso en el bebé.

Lo anterior es relevante, no solo por las razones ya mencionadas, sino por el aspecto afectivo que se genera entre madre e hijo y cómo esto beneficia a ambos; desde el apego y el desarrollo del sistema límbico, hasta tener un bebé calmado, que en consecuencia también tiende a calmar a la madre, resultando en episodios de «sincronía afectiva», lo cual implica una resonancia activa entre la amígdala, el sistema límbico y el hemisferio derecho del cerebro de madre e hijo, y que favorece especialmente al bebé para que pueda estar en el estado que le permita alimentarse de manera óptima y evitar disfunciones en la succión y el agarre (Mannel, Martens, Walker, 2013).

Todo lo anterior significa que es totalmente normal que un bebé quiera comer constantemente. Con períodos de succión largos y descansos cortos. O quizá más cortos los períodos de succión, pero más frecuentes. O quizá el bebé sea más rítmico. O quizá tenga un patrón que englobe más el concepto de «desorganizado» en tanto come muy seguido en un periodo de 2 a 3 horas (*cluster feeding*) y luego duerma un bloque de sueño de varias horas. Puede ser que coma de un solo pecho por toma. Puede ser que coma una toma dos veces de un pecho y una sola del último. Porque cada bebé es diferente, y porque si consideramos que a veces se prende por hambre y a veces por razones afectivas, pues es totalmente normal que lo haga con frecuencia.

En los cursos que imparto, suelo hacer una dinámica de un bebé recién nacido, y recreamos a un bebé que quiere volver a prenderse a los 5 minutos, y luego a los 9, y luego a los 35, y luego a los 3, y luego a los 45 y así nos vamos, y todavía no me ha pasado que una sola mamá no se inquiete, a pesar de que antes me dijera que sí entendía lo que era la libre demanda: «darle al bebé cuando quiera y el tiempo que quiera, con la frecuencia que quiera».

El problema es que, una vez más, esta descripción no se ha internalizado y evaluado a la luz de las expectativas que tenemos de cómo pide comer un recién nacido, de cómo transfiere leche, de lo que ES la lactancia y de todos los demás aspectos neurofisiológicos del bebé. Más bien, por los vacíos en la capacitación en lactancia en el mundo de la salud, son recomendaciones y/o expectativas basadas en los conceptos y creencias heredadas de una cultura de fórmula. El biberón y la lactancia son dos cosas muy diferentes. El comportamiento de un bebé que se alimenta de un biberón con fórmula es diferente. Tener la expectativa de que es igual o muy similar, normalmente trae problemas, especialmente al principio.

Cluster Feeding o tomas maratónicas

Es importante profundizar en este concepto que mencioné anteriormente de manera breve y que se describe en la literatura científica sobre lactancia como «*Cluster Feeding*» o tomas maratónicas. Aunque por practicidad y porque creo que es el nombre más conocido, me voy a referir a este concepto como *Cluster feeding*, me gusta el concepto de tomas maratónicas, porque la verdad es que a veces se necesita la misma fortaleza mental que para terminar los últimos 10 kilómetros del maratón.

Cluster feeding se refiere a cuando un bebé quiere comer muy seguido, con pausas cortas de uno y otro pecho durante un período de algunas horas. El *cluster feeding* es normal, y es común en bebés recién nacidos. Pero no es normal que el bebé exhiba una conducta de *cluster feeding* durante 12 horas, por ejemplo. Si esto sucede hay que evaluar que todo esté bien. También es importante decir que, el *cluster feeding* se refiere a que el bebé vuelve a pedir pecho, pero una vez al pecho, se calma y succiona; no se desespera y llora. Y muchas veces succiona en un patrón no nutritivo. Esto es normal. Y es común que suceda al menos una vez al día mientras el bebé es recién nacido. También puede pasar que no suceda, recuerden, todo se mide en términos de riesgo.

¿Por qué otras razones es diferente la lactancia directa del pecho a la con biberones?

Es importante entender que, la conducta de un bebé que toma leche humana directa del pecho, normalmente es distinta a la de un bebé que es alimentado con fórmula a través de un biberón. Es más, incluso si el biberón lleva leche humana es diferente. La conducta, generalmente, (y digo generalmente porque nunca faltan las excepciones) no es igual, y no deben extrapolarse las indicaciones de un tipo de alimentación a otra. Vamos a profundizar en las razones por las que es diferente el patrón de alimentación en un bebé que es alimentado con fórmula a través de un biberón, al de uno que es alimentado con leche humana.

- **La leche humana se digiere muy fácilmente a diferencia de la leche de fórmula**

La leche humana, especialmente el calostro, se digiere muy fácilmente. La leche de fórmula, que en su mayoría son hechas a base de proteína de leche de vaca, es mucho más difícil de digerir, lo que resulta en un vaciado gástrico más tardado.

Precisamente se estima que la digestión de la fórmula tarda alrededor de 3 horas, contra el vaciado gástrico de la leche humana que, depende de varios factores, pero en general se estima que se digiere en 1 hora y media (90 minutos) o menos. Esta diferencia es mayor si se compara con el calostro. Debemos acordarnos, además, que no siempre llenan su estómago, y que no siempre quieren comer una vez que está completamente vacío.

Para darnos una idea, solo hay que comentar que todas las leches de los mamíferos tienen proteínas, carbohidratos y proteínas del suero; y el tipo de caseína y el tipo de proteínas del suero, lactosa y grasas son diferentes en la leche de uno y otro mamífero. Ciertamente hay grandes diferencias cuando se compara el contenido de la leche humana versus la de vaca. En estructura, por ejemplo, el tipo de caseína que tiene la leche humana, (se mide en nanómetros) es unas 10 o 12 veces menor en tamaño que su contraparte bovina. La leche de vaca tiene aglutinina (para que las moléculas de grasa en la leche se unan) lo que genera el cuajo, pero además de esto, el total de proteínas del calostro está compuesto por aproximadamente 10% de caseína (la proteína más difícil de digerir en la leche) y 90% son proteínas del suero, precisamente donde se encuentran una enorme cantidad de anticuerpos. En las leches artificiales varía, pero en la mayoría la proporción es de 40% caseína vs. 60% de proteínas del suero. Además de esto, la lactosa en el calostro es muy baja, lo cual también contribuye a su fácil digestión. Nótese que dije leche, porque el calostro es la leche del recién nacido. Muchas veces las madres se impacientan en la etapa del calostro porque piensan que no es leche y que además no es suficiente el volumen en el que sale, y se angustian sin necesidad. SÍ ES LECHE, y es especialmente diseñada con los componentes que más necesita el bebé en esta etapa, en las cantidades y volúmenes que mejor puede manejar su aparato digestivo, y en la contextura que le permite ejercitar el coordinar succionar, respirar y tragar. La evidencia científica con respecto a esto es sólida y consistente.

Esta diferencia digestiva entre la leche humana y la leche de fórmula es relevante, y clave, a la hora de interpretar el comportamiento de un bebé en conjunto con otros factores, y también creo que es la razón principal que explica el mito de que todos los bebés comen siempre cada 3 horas.

- **Está científicamente comprobado que los bebés toman más cantidad de leche cuando sale de un biberón que del pecho**

Ya vimos las diferencias con respecto a la digestión de uno y otro fluido, ahora vamos a ver la diferencia dependiendo de si el bebé obtiene la leche del pecho o de un biberón. Está establecido científicamente que el bebé siempre toma mayor cantidad de leche cuando la toma de un biberón, que cuando la toma del pecho (las hipótesis de porqué sucede esto, varían). Pero aquí lo importante es tomar en consideración que cuando un bebé toma fórmula de una mamila, además de tomar una leche más tardada de digerir, también toma mayor cantidad.

Esto pudiera parecer bueno, y frecuentemente se interpreta de esta forma, pero realmente no lo es si tomamos en consideración la inmadurez del sistema digestivo y del esófago. Sobrepasar el límite del estómago, representa un factor de riesgo para el aumento del reflujo. Hasta en los adultos, nunca es bueno comer de más. Es siempre mejor llenar el estómago al 70 % u 80 % de su capacidad y comer más veces, que sobrepasar el límite y comer menos. Estos dos factores, de volumen total de ingesta de leche y de tipo de leche, dan un resultado muy diferente en términos de cómo y cuánto va a dormir el bebé entre una toma y la otra, y la frecuencia con la que va a pedir el biberón o el pecho.

- **Duermen períodos de sueño más profundos**

Los bebés que toman leche de fórmula tienen más períodos de sueño no activo (la versión menos evolucionada de lo que conocemos como profundo), que los que toman leche humana. El segundo grupo tiene más períodos de sueño activo. Es importante decir que probablemente duermen la misma cantidad de tiempo, solo que el tipo de sueño que predomina en un bebé amamantado es más activo. Que predomine el sueño activo es BUENO y es protector, porque le permite al bebé poder despertarse a comer con frecuencia, y poder llamar a su cuidador en caso de que tenga alguna molestia o necesidad. El tipo de funciones que hace el cerebro en el sueño activo son exactamente las que más necesita un bebé recién nacido. Y esto es, precisamente, un aspecto importante que contribuye a bajar el riesgo de muerte súbita en los bebés amamantados.

Con frecuencia ocurre que, los bebés de pecho exclusivo, se duermen profundamente en brazos de su mamá, papá o abuelos y, al momento de ponerlos en su cuna, se despiertan. ¿Qué tan seguido? Varía un poco, pero es bastante común que esto suceda, sobre todo durante el día. (Esperamos que en las horas de la noche se tengan bloques de sueño más largos, aunque es común que los recién nacidos, al no regular los ritmos circadianos, volteen el horario).

Si tomamos en consideración que la expectativa de una madre es que el bebé caiga como un saquito de papas y no se despierte en 3 o 4 horas, porque así lo hace el bebé de fórmula por las razones anteriormente explicadas, pues entonces, una vez más, puede que esta madre interprete que hay un problema donde no lo hay. Habrá que recordar también y siempre tener en el radar, el resto de las necesidades que cubre la lactancia.

La razón por la cual un bebé amamantado con frecuencia se despierta al tocar la cuna (ojo, si hay momentos en el día o la noche en que están en ciclos de sueño profundo y no se despiertan) tiene que ver con el fuerte instinto de querer el contacto humano que tienen los recién nacidos. Nacen con este instinto muy acentuado sencillamente porque el contacto humano es bueno para ellos. Los mantiene en calma, estabiliza funciones fisiológicas, les hace estar más seguro desde todo punto de vista, les da calor, alimento, y todo esto, alimenta el desarrollo del sistema límbico, estabiliza las funciones metabólicas y es el lugar, si están sobre la madre, donde son más independientes y ciclan mejor el sueño.

Entonces, si consideramos que el hecho de estar en un sueño activo le permite al bebé pedir lo que necesita, que además, el bebé puede succionar, tragar y digerir en sueño activo, pues el bebé amamantado que tiene más períodos de sueño activo puede pedir este contacto que necesita. El bebé de fórmula suele pedirlo menos, por el tipo de sueño que predomina en él, porque toma mayor volumen del biberón y porque tarda más en el proceso digestivo. Hay también otras razones adicionales que tienen que ver con lo afectivo y que vamos a ver. En todo caso, la conducta de dónde y cómo duermen, también varía, y es importante saber esto.

Por estas razones, hay que cambiar la expectativa cultural, el concepto y la creencia de que los bebés alimentados de distintas formas se van a comportar de la misma manera, ya que, en la mayoría de los casos, como ya vimos, no es así. Hay que eliminar las expectativas irreales y conectarse con el bebé. Recuerda que el tuyo es único e irrepetible.

¿Listas para la libre demanda?

¿Cómo saber que el bebé come lo suficiente?

Después de todo lo expuesto, aún queda una duda en el aire: ¿Cómo saber que come bien? Y la verdad sí es una buena pregunta, porque definitivamente, es importante monitorear los indicadores sólidos que nos van a dar información real de cómo está la ingesta de leche en el bebé. Ahora bien, debemos saber qué sí es indicador y qué no. Como ya sabemos lo que no es, vamos a hablar de lo que sí es, y cómo monitorearlo.

- **Pañales:** La cantidad de veces que tu bebé va al baño, y características como el color de la popó, son muy buenos indicadores para saber si está comiendo adecuadamente. Sobre todo, entre visita y visita al pediatra, porque al final el peso y la talla siempre son los indicadores más sólidos. A continuación, te comparto una tabla de referencia de cómo y cuantas veces van al baño la mayoría de los bebés amamantados, pero recordemos que hay algunos casos en los que no se cumple exactamente y esto no quiere decir que haya un problema. Lo que quiere decir es que, vale la pena revisar con una persona profesionalmente capacitada en lactancia, que todo esté bien con la transferencia de leche. Es un foco rojo que indica «checar». Pero no asumas, antes de verificar más cosas, que algo está mal.

Tabla de pañales de bebés recién nacidos

	Tomas	Pipí	Popó	Color
Día 1	L.D.* (mínimo 8 es buen indicador)	1	1-2	Negro pegajoso
Día 2	L.D. (min.8)	2	2-3	Negro pegajoso, quizá más claro
Día 3	L.D. (min. 8)	3	2-3	Café
Día 4	L.D. (min. 8)	4	2-3	Café verdoso
Día 5	L.D. (min. 8)	5-6	3-4	Verdoso-amarillo
Día 6	L.D. (min. 8)	6	3-4	Amarillo (a veces con granitos blancos)
Día 7	L.D. (min. 8)	6-8	4+	Igual que día 6
Notas sobre la tabla: Es importante decir que son rangos, y que los números se refieren a lo mínimo, puede ser más. *L.D. = Libre Demanda				

• **Peso y talla:** Estos son los indicadores clínicos de cómo va creciendo el bebé, son los que deben evaluarse siempre que exista la duda de si el bebé está comiendo suficiente cantidad de leche materna. Cada vez que vas a la cita con el pediatra, pesan y miden al bebé, pero si antes de que toque la visita existe la duda, porque, por ejemplo, no está haciendo pipí y popó con la regularidad y el color esperado, puedes ir solo a pesar al bebé, para entender si realmente hay un problema con la ingesta de la leche. Es importante utilizar siempre la misma pesa y llevarlo con ropa similar y pañal limpio; y si lo llevas la primera vez recién comido, o antes de la toma, hacerlo igual a la siguiente visita, porque son pesas digitales muy sensibles, muy especializadas y las adecuadas para pesar a los bebés. Aunque también porque puede variar un poquito la calibración entre un pesaje y el otro.

Entre el primero y el tercer mes: el mínimo de ganancia de peso diario debe de estar en 30 gramos.

Entre los 3 y los 6 meses: 20 gramos diarios.

Entre los 6 y los 12 meses: 10 gramos diarios.

Todo lo que esté por debajo de estos rangos se considera foco rojo y señal de ingesta insuficiente.

• **Color de la piel del bebé:** Está relacionado a la ictericia (hiperbilirrubinemia) y también está vinculado, en muchos casos, a la baja ingesta de leche humana. El bebé no debe ponerse muy amarillo o cada vez más amarillo. Si esto sucede, llévalo a checar son su pediatra.

Todo lo demás, como ya vimos, puede tener muchos motivos distintos a que haya una transferencia insuficiente de leche. Cuando hay dudas sobre si el bebé está comiendo suficiente, las respuestas siempre deben buscarse en los indicadores sólidos, que son los mencionados anteriormente.

CUARTA RECOMENDACIÓN

No mamilas

La recomendación de no exponer al bebé a succionar mamilas es un tema de *cuándo, cómo, cuál, cuánto*. Esta recomendación está enmarcada en la etapa temprana, en el postparto inmediato, durante la estancia hospitalaria y los primeros días de nacido del bebé. En este contexto, el bebé que acaba de nacer, se va a comportar, va a aprender y a reforzar, y se va a adaptar, según el hábitat y la exposición que tenga en su medio ambiente, incluyendo todo lo relacionado a la succión. En este sentido, todo lo que modifique el ambiente o hábitat (mamá/separaciones), y la succión (mamila en lugar de pecho) también aumenta la probabilidad de que el bebé memorice habilidades como la de succionar de otra forma, reconociendo otra textura, forma, flujo y un tipo de succión muy diferente al pecho. Todo esto hace que, en muchos casos, pierda, modifique, memorice o intercambie la destreza, instinto y habilidad para succionar el pecho cuando se expone de manera temprana a biberones. A este fenómeno se le denomina confusión mamila/pezón.

Cuándo: En etapa temprana no hay manera de intentar bajar la probabilidad de confusión mediante la promesa de una mamila específica. Por la complejidad de lo que significa la succión al pecho, de la cual recordemos el bebé tiene toda la capacidad, es altamente improbable que alguna vez se pueda diseñar algo similar, dejen ustedes «igual». La exposición temprana a mamilas, en una etapa en dónde todavía ambos, mamá y bebé, están aprendiendo y reforzando puede acabar saboteando la lactancia.

La confusión pecho/mamila tiene todo un espectro. No es blanco o negro. Puede que el bebé rechace el pecho por completo, cosa que la mamá suele tomarse como un rechazo personal y es muy doloroso y estresante, o puede que sencillamente se prenda pero no succione, o succione unas 2 o 3 veces y pare. O que se quite y se ponga muchas veces repelando hasta que finalmente se agarra. Hay muchas conductas disfuncionales al llevar al bebé al pecho que son parte del espectro de la confusión. Todas son conductas estresantes. Todas requieren de un manejo específico para favorecer su resolución, sin garantizarlo. Todas son dependientes de cómo se lleve a cabo el manejo, porque rara vez se resuelven solas o mágicamente. Y todas reclaman mucha paciencia de la madre para solucionarlo. Tolerancia, perseverancia. Desgaste físico. Esto, en el contexto de una situación postparto (que de por sí sola exige todo esto) pues eleva las probabilidades de que acabe no siendo lactancia directa del pecho.

Cuánto: No es lo mismo exponer a un bebé a una mamila porque hubo una complicación en el nacimiento o la mamá se sintió muy mal y se lo llevaron a cuneros y le dieron un biberón con suero, que mandarlo a cuneros de 9 a 12 horas durante la noche y que se exponga a 4 biberones seguidos. A más temprana y mayor exposición, mayor el riesgo de confusión para el bebé. Hay que recordar que, como en todo, estamos hablando de riesgos. Hay un porcentaje de bebés que son menos susceptibles a confundirse, esto es cierto, y es parte de la razón de porqué siempre vamos a escuchar de alguien que expuso a su bebé tempranamente y no tuvo problemas. Sin embargo, es importante recordar que las recomendaciones están hechas en base a lo que dice la estadística de la mayoría. Y lo que dice es que la mayoría tiende a confundirse. Digamos que, al tomar este riesgo, las probabilidades estarán en contra.

Cuál: Una vez que ya esté bien establecida, memorizada y reforzada la succión al pecho (tiempo que no está establecido con exactitud, pero que yo, en mi experiencia, diría que a las dos semanas aproximadamente), quien tenga el deseo o necesidad puede introducir el biberón para darle alguna toma por cualquier razón (salida, ayuda de su esposo, etc.). En este período recordemos que el *cuánto* sigue siendo muy relevante. Es decir, introducir solo una mamila al día, o bueno, si es esporádica, darle esa sola vez, y estar atenta la madre a que el bebé no exhiba comportamiento de confusión o de desarrollo de preferencia por la mamila. Si el bebé no exhibe confusión y la mamá quiere probar introducir 2 o 3 mamilas, por decir un número, debe irlo haciendo gradual, e ir probando la tolerancia en cada bebé. Si el bebé no modifica su comportamiento con el pecho, quiere decir que no hay problema. Si lo hace, es signo de que hay que regresar a menos biberones, cambiar el biberón, o incluso eliminarlo, al menos de manera temporal.

Dicho esto, la opinión más actualizada (basada más en la experiencia de expertos en el área, porque no hay mucha investigación al respecto), es que la recomendación de biberones de «base ancha/ flujo lento» no es para todos los bebés. A muchos de ellos les cuesta mantener la apertura de la base ancha lo que hace que solo agarren la punta y no sellen ni recubran de manera adecuada el paladar y la lengua para succionar. Por esta razón, no debe ser una recomendación generalizada, cada bebé puede succionar mejor o peor las distintas mamilas. Es importante cuidar que el bebé succione con la boca más abierta sobre la mamila, descansando los labios al final del chupón sin tocar la rosca plástica de la tapa. Que selle el vacío. Que succione y transfiera eficientemente. Además de lo anterior, el flujo debe ser similar al de la madre. En etapa de leche madura, no todas las madres transfieren lento. Muchas de ellas, con alta producción, tienen alto flujo o moderado. El flujo de la mamila puede no necesitar ser lento o «*slow flow*» aunque sí adecuado a la edad, por supuesto. Sin embargo, si por ejemplo el flujo de leche de la madre está muy alto y no se ha hecho manejo para regularlo hacia abajo y el bebé se cansa, atraganta e inquieta en el pecho con frecuencia, hay una mayor probabilidad de que se confunda al ser expuesto a una mamila que tiene el flujo adecuado.

Lo contrario también pudiera suceder. Que a raíz de un flujo bajo, con el que el bebé batalle y se queje e inquiete a veces, al ser expuesto al flujo correcto que está más alto en la mamila, desarrolle preferencia por esta con mayor facilidad. Por eso es importante entender que este punto, en esta etapa de la lactancia, sí ayuda a bajar riesgos de confusión. Muchas veces no solo implica escoger la mamila adecuada y el flujo adecuado, sino asegurar que el flujo en el pecho y el agarre también estén en su lugar.

En el libre balance de dar pecho y mamila al bebé, en inglés: «*Balancing breast and bottle feeding your baby*», los expertos sugieren (una vez que se introduzcan las mamilas cuidando estos aspectos que revisamos), que dejar una mamila diaria o mínimo 3 veces a la semana, reduce el riesgo de que el bebé más adelante (típicamente hacia los 3 o 4 meses) rechace la mamila.

Cómo: La alimentación con pausas que permiten que el bebé regule respiración y ritmo cardíaco o «*pace feeding*», es lo recomendado. Así como el bebé lo hace de forma natural en el pecho, necesita hacer pausas. Estas pausas que son parte del patrón de succión le permiten oxigenarse, bajar el ritmo cardiaco y llevar la respiración a su base. Está establecido (con evidencia científica) que de forma natural, los bebés se regulan más pobremente en el biberón. Esto, puede resultar en una experiencia negativa que también genere rechazo a la mamila. Por lo cual, lo ideal es ayudarle, poniendo al bebé en una postura más vertical y el biberón un poco menos inclinado y, sobre todo, estando atentos a cuando los bebés quieren pausar o llevan muchas succiones, y entonces, retirar unos segundos la mamila para que pausen y se regulen. Todas las recomendaciones anteriores ayudan a bajar el riesgo de que «el siguiente problema» pueda ocurrirte. Todo está relacionado, interconectado de manera simbiótica. Hacer todo lo recomendado es como tejer un círculo virtuoso en donde todo comienza a fluir con naturalidad. Entonces, si quieres bajar el riesgo de que algo de esto te suceda, cada paso que das desde el inicio a favor de tu lactancia te ayuda con el siguiente.

En caso de que llegue a sucederte que el bebé no quiera, no reconozca o no quiera mamar el pecho, lo adecuado es extraerte tu propio calostro, de manera manual (en la página de la Universidad de Stanford, en el área de *breastfeeding* hay muy buenos videos que te puedan ayudar a ver cómo se hace. El de «*Hand extraction*» o extracción manual es muy bueno). Es importante que sea manual, porque está demostrado científicamente que, cuando la leche es más densa, como lo es el calostro y también la leche que sale al final de la toma con mayor contenido de grasa (en inglés *hindmilk*), se puede extraer mejor con la mano y dárselo al bebé a través de vasito, cucharita, jeringa o jeringa con sonda para alimentación de prematuros. Estas las venden en las farmacias de los hospitales.

Hay que estar especialmente atentas a tener cuidado con el uso de la pezonera en casos en dónde el problema es la confusión, que no se prende o no succiona por cualquier otro motivo, o que hay dolor o lesiones en el pecho, ya que esta no es la solución apropiada. La pezonera no resuelve estos problemas en primer lugar, y en segundo, tiene riesgo de crear otros.

El tema es que, si el bebé está confundido y se expone a una mamila o a una pezonera, la confusión se acentúa, y difícilmente va a aprender a mamar el pecho de su mamá. Como ya dije, la pezonera tiene otros riesgos que considero importantes. Son riesgos relacionados a la velocidad de la transferencia y al vaciado correcto. A veces pasan y a veces no pasan, pero ahí están, y hay que ser conscientes de esto. Además, a esto le podemos añadir que la otra parte del problema es que la mamá no recibe el estímulo adecuado, pues normalmente ya hay complicaciones que son todo un reto de resolver. ¡Y apenas van saliendo del hospital!

Estadísticamente está comprobado que, mandar al bebé al cunero y que tome suplemento en mamila, eleva la probabilidad de que resulte en confusión mamila/pezón. Que esto pase es muy estresante, porque ocasiona problemas para que el bebé se prenda y succione el pecho. Y esto se puede resolver, pero exige más energía y esfuerzo de parte de la mamá del que ya está haciendo. Es una de las razones por las cuales se empieza a dificultar establecer la lactancia.

Acuérdense que el riesgo es tema de tiempos. Una vez bien reforzada la succión al pecho, y cuando todo está más establecido, una mamila bien escogida, no tiene los mismos riesgos. En una lactancia bien establecida la mamila es una ayuda si la mamá necesita trabajar, salir o hacer algo que requiera separarse del bebé. Pero es diferente jugar con opciones ya sobre la base de una lactancia bien establecida y que funciona, que hacerlo desde un inicio cuando todo está por construirse.

- **No chupones:** Dentro de la recomendación de las no mamilas se incluyen los chupones. Pero al igual que como expliqué a fondo por qué no mamilas y cuáles son los riesgos, quiero explicarles ahora lo referente al chupón. Los riesgos del chupón vinculados a la lactancia son los siguientes:

◊ **Alarga las tomas:** La libre demanda debe basarse en las señales tempranas de hambre o de succión, y cuando a un bebé se le pone el chupón después de cada toma o con mucha frecuencia, en vez de comunicar sus señales tempranas, succiona el chupón y se arrulla extendiendo las tomas de manera «artificial», cosa que puede afectar la producción y/o la transferencia, y luego verse reflejado en problemas con el peso y la talla. El tiempo que pasa tu bebé succionando el chupón, pudiera ser tiempo que pasa succionando el pecho, estimulando tu producción, y tomando más cantidad y calorías de leche. Acordémonos de que la succión del pecho materno, incluida la no nutritiva, libera endorfinas endógenas en el cuerpo del bebé, neuro péptidos que tienen efectos opioides (efecto analgésico), y otros químicos que relajan al sistema nervioso, regula hormonas de estrés, y hace que, de forma natural, el bebé no pida ir al pecho.

◊ **Aprende a succionar con la boca muy cerrada:** El chupón se succiona con la boca semi cerrada, a diferencia del pecho. Cuando se succiona constantemente, puede suceder que el bebé quiera succionar el pecho igual que el chupón resultando en un agarre incorrecto, lastimando a la mamá y afectando la correcta transferencia de leche, lo cual, una vez más, pone en riesgo la producción de leche y/o el peso del bebé.

Estas son las razones principales por las que no se recomienda. Sin embargo, y esto sí es mi opinión (y además estoy segura de que es un poco polémica), si se usa de manera esporádica, en situaciones aisladas de crisis, considero que es bajo el riesgo de que alguna de las dos cosas anteriores suceda (como quiera, siempre existe el riesgo, y por eso deben estar atentas a cuáles son y observar), y además considero que pudiera ser de ayuda. Pero, a mayor uso del chupón, mayor el riesgo.

Ejemplos de esto serían situaciones como:

a. Vas en el carro en pleno tráfico y el bebé empieza a llorar. No lo puedes sacar para darle pecho, y es muy estresante para el bebé y sus padres ir todo el trayecto con el bebé en un grito. Ponerle un ratito el chupón para calmarlo y al llegar a la casa quitárselo y darle pecho, creo que ayuda y tiene bajo riesgo de crear un problema. (Digo bajo riesgo, porque siempre hay riesgo, y por eso es importante saber cuáles son estos y porqué se dan, para estar atentos y saber si algún problema lo está causando este uso esporádico del chupón, y entonces sí eliminarlo por completo).

b. Estás en el hospital a media noche, y por alguna razón, el bebé está llorando y no hay forma de que se prenda o de calmarlo (aunque haya comido bien antes y se descarte que la causa sea confusión). Muchos papás totalmente alterados emocionalmente por el episodio, y además cansados, toman la decisión de darle un biberón a su bebé y casi siempre además de fórmula. He hablado con muchas mamás que al día siguiente me explican que de verdad hicieron lo posible pero que ya no podían más y que pobres bebés, y de verdad las entiendo. Usar el chupón en vez del biberón y la fórmula en estos casos es el menor de los males, y la gran mayoría de las veces si el bebé acepta el chupón, se calma, y esto a su vez calma a los papás, interrumpiendo el círculo vicioso de estrés que empeora la situación, y 10 minutos después, ya todos más calmados se vuelve intentar amamantar al bebé. Esto casi siempre resulta, y como ves, fue una ayuda con riesgo bajo. Una opción más segura todavía para estos casos, sería que la mamá use su propio dedo. Se lava las manos, y usa su dedo chiquito (uñas cortas) para que el bebé lo succione y muchas veces se calma, y se evitan los riesgos del chupón. Además, la presión suave sobre la lengua del bebé sirve de ejercicio para fortalecerla, lo cual, a su vez, contribuye a mejorar la succión.

Yo creo que el riesgo de que el chupón cause problemas es mayor, no tanto mientras más chico es el bebé, sino más bien, mientras más seguido y constante se utilice. Sin embargo, también es cierto que factores como que el bebé todavía no succione bien el pecho los hacen más propensos a verse negativamente afectados por el uso del chupón. Claro que, aquí también, cada caso es distinto y será importante evaluar individualmente si es más o menos propenso a riesgos.

Es una buena idea imaginar al chupón dentro de una caja de vidrio, como los extinguidores de incendios, con una leyenda que diga: «Rompa el vidrio en caso de emergencia». Ese debe ser el concepto, como con todos los aditamentos comúnmente utilizados con los bebés. El riesgo por lo general se eleva en la medida que son más utilizados. Si entendemos esto, es más fácil poder apoyarnos en ellos una que otra vez sin poner en riesgo a la lactancia.

La Asociación Americana de Pediatría dice que puede utilizarse el chupón a partir del mes. Yo creo que esta indicación se apoya en la lógica de que la lactancia está bien establecida para ese entonces, y en el hecho de que hay evidencia científica que demuestra que el chupón ayuda a evitar la muerte de cuna. Sin embargo, si se utiliza de manera indiscriminada después de cada toma, sin entender lo que acabamos de ver, el riesgo de que el bebé alargue las tomas es bastante alto. Y el que las alargue, normalmente resulta en problemas de peso para el bebé y de producción para la mamá, aun y cuando ya tenga un mes lactando. Por otro lado, si amenazamos la lactancia, y se reduce la cantidad de leche humana que recibe el bebé o se corta por completo, se está eliminando una de las cosas que más protege a los bebés contra la muerte de cuna en primer lugar. Si verdaderamente entendemos el concepto de la libre demanda, y dejamos que el bebé satisfaga toda la succión no nutritiva al pecho, va a mamar entre tomas, durante su sueño activo y con suficiente frecuencia, y ahí tendríamos los efectos protectores de la succión. El tema es que no se aplica la libre demanda correctamente. Por estas razones, aunque se vaya a utilizar a partir del mes, es importante saberlo utilizar y no abusar de su uso.

Por último, quiero solo añadir que, fuera de la lactancia, el uso del chupón tiene riesgos importantes para la formación correcta de muchos músculos de la cavidad bucal y maxilofaciales que son críticos para el ejercicio de tragar y el desarrollo del lenguaje más adelante. Si quieres más información sobre esto, encontrarás la trascripción de un podcast en mi página web (www.marialactanz. com) donde puedes ver la explicación completa. Porque, la verdad, es importante tener toda la información sobre los riesgos antes de tomar la decisión de darle chupón a tu hijo.

¿Y las pezoneras?

Quiero empezar por aclarar que las pezoneras no deben ser indicadas para tratar grietas y lesiones en los pezones. Lo digo porque es una de las razones más comunes por las cuales se sugieren. La segunda razón, es porque hay pezones planos o semi planos que son más dependientes de una buena técnica y, cuando no la hay, sí hay una dificultad real para que el bebé se prenda, para que encuentre cómo activar el reflejo de succión. Sin embargo, en estos casos, lo que hay que solucionar es la técnica, no tratar de formar los pezones o de poner un aditamento como la pezonera que tiene riesgos para que el pezón quede posicionado en el lugar correcto de la boca del bebé y le puede traer problemas de lesiones, dolor y problemas en la transferencia de leche. La tercera razón más común es la que tiene que ver con la confusión. No estoy diciendo que ocurra en el 100% de los casos, pero yo he sido testigo, múltiples veces, de mamás a las que se les indica el uso de las pezoneras porque «el pezón no está bien formado» y que por eso supuestamente el bebé no lo quiere agarrar. Pero cuando evalúo el pezón de la mamá el 99% de las veces es un pezón normal, y al cuestionar las prácticas desde que nació el bebé, casi siempre ha habido exposición a biberones. Es decir, la causa real de que el bebé no se prenda no es el pezón de la mamá, es confusión por la exposición a mamilas o, como dije anteriormente, confusión de la técnica.

Entonces, si la mamá se pone la pezonera (lo cual es la salida fácil), es muy probable que el bebé se prenda, porque es mucho más parecido a la mamila a la cual ya hizo una asociación por la exposición temprana, pero eso mismo implica que aumenta el riesgo de que se afiance esta confusión y de que la mamá tenga que pasar meses con la pezonera porque el bebé no quiere pescar el pecho directamente. Y aquí viene lo más importante, y es que, el riesgo de la pezonera, al ser más grande que el pezón (incluso escogiendo la talla adecuada y poniéndola correctamente, cosa que rara vez se explica a la madre), en muchos casos impide que el pezón de la mamá alcance a llegar al paladar blando del bebé, que es en donde debe de quedar. Lo que queda en el paladar blando muchas veces es el plástico; es un tema anatómico que depende del tamaño del pezón, de la pezonera y de la boca del bebé, pero es un riesgo real, y en mi opinión, alto. Ya de por sí es todo un reto el lograr el agarre correcto y, si lo anterior sucede, lo más probable es que se afecte la transferencia de leche y el bebé no logre transferir suficiente por toma, y esto tiene consecuencias sobre la ganancia de peso en el bebé y la producción de la mamá.

La pezonera puede beneficiar en casos especiales como los de bebés prematuros (yo casi no las uso en estos casos, pero sí podrían estar bien indicadas), ya que hay estudios que indican que a veces la transferencia resulta mejor que directamente, pero esto debe ser definitivamente supervisado, y siempre con miras a sobrepasar el problema y poder eliminarlas. No se deben utilizar a la ligera y siempre es bueno tener la guía de una especialista cuando se piense que son necesarias.

QUINTA RECOMENDACIÓN

Alojamiento conjunto

El cunero no es un lujo. Creo que hay que decirlo alto y despacio: Hay que acabar con este paradigma cultural que tenemos. Si consideramos que no tiene atención personalizada, es decir, no hay una enfermera para cada bebé, esto implica que, si tu bebé ya comió, ya le cambiaron el pañal, y en su historial todo está revisado y sin complicaciones, cuando llore nadie lo va a cargar para consolarlo o arrullarlo. Y que un bebé llore y pida contacto humano, aun y cuando estas otras necesidades mencionadas estén cubiertas, es totalmente normal, y es una necesidad válida e importante, y lo óptimo, sería atenderla. Esto sucede con frecuencia, y ya lo dijimos. Los bebés tienen un instinto de pedir calor y contacto humano, igual que tienen el instinto de succionar, porque es algo no solo bueno para ellos, sino que, además, los ayuda a sobrevivir.

Son muchos los estudios que se han hecho en bebés que reciben poco contacto humano como en el caso de los orfanatos, y los resultados son consistentes en cuanto a las deficiencias en el desarrollo del sistema límbico, de la regulación, de la inteligencia emocional y de la respuesta al estrés del niño. El mamífero humano recién nacido florece con el contacto humano, y por eso lo pide instintivamente. No debe interpretarse, como se hace frecuentemente, como que el bebé está embracilado. Si tomamos en cuenta que el bebé necesita y le hace bien estar en contacto humano, y si es su hábitat porque ahí puede dormir, comer, calentarse, calmarse, arrullarse; ahí no necesita nada más, pues entonces, considerar que un bebé a término y sano se vaya a un cunero en donde no hay atención personalizada, no está cerca de ser lo óptimo para ese bebé. Si la mamá necesita ayuda porque se siente mal o por alguna razón en especial, es preferible contratar a alguien para que duerma en el cuarto con la mamá y atienda de manera personalizada al bebé. Esto último es mi opinión, tratando de entender las limitaciones físicas que en algunos casos se presentan y que hacen que realmente la mamá necesite una ayuda individualizada.

El problema no es que las enfermeras no hagan bien su trabajo, el problema es que sencillamente el cunero no está diseñado para atención uno a uno, y las rutinas y cargas de trabajo son acordes a otro esquema.

Los beneficios de que el bebé esté 24 horas en el cuarto con su mamá son:

- Se puede alimentar al bebé a libre demanda, como es lo recomendado por cualquier institución como la UNICEF, la OMS
o la Asociación Americana de Pediatría. En cambio, si el bebé
se va a cuneros, no va a hacer libre demanda, y menos, basada
en señales tempranas de hambre. Parte del problema es que,
muchas veces el bebé está demostrando señales tempranas de
hambre, pero como en la historia sale que comió hace 40 minutos, aun y cuando llore, no asumen que llora porque necesita
comer o porque quiere prenderse para calmarse. Esto no les
importa. Y el punto es que se deja pasar esa ventana de oportunidad, y cuando el reloj de cuneros marca las 3 o 4 horas y toca
la hora de comer según el registro, sucede con frecuencia que el
bebé ahora cayó en un sueño profundo y al llevárselo a la mamá
no hay manera de despertarlo. El bebé en sueño profundo sencillamente no está en disposición de comer, pero ya han pasado
muchas horas, y las enfermeras empiezan a presionar y a decirle a la mamá que, si no logra que coma, se lo van a tener que
llevar para darle un biberón con fórmula. Con un bebé confundido que no se quiere prender, la mamá percibe esto como
amenaza, se activa la amígdala, siente miedo, y decide tomar la
decisión que en ese momento percibe como menos arriesgada
que es: mandarlo a comer a cuneros con biberón y fórmula con
todos los riesgos explicados en el punto anterior, destacando
aquí que, el que tome fórmula, por lo tardado del vaciado gástrico, espacia mucho la toma, cosa que baja el estímulo que va
a recibir la madre al pecho y retarda la bajada de la leche y/o
afecta la producción. Repito: Todo está conectado. Y hacer
todo lo recomendado hace un círculo virtuoso que eleva todas
las probabilidades de que las cosas salgan bien.

- Hay más sintonía entre la mamá y el bebé, y este se suele prender con frecuencia al pecho, lo cual resulta en más mililitros
totales de calostro en 24 horas que, además, está relacionado

con menos pérdida de peso, menos riesgo de ictericia y/o hipoglicemia.

- Hay mayor estímulo al pecho y, en consecuencia, mayor producción de leche.

- Se tienen bebés más tranquilos, con menos desgaste de energía asociado al llanto y mayor estabilidad en sus funciones metabólicas.

- Hay menor probabilidad de exposición a mamilas y, en consecuencia, menos riesgo de confusión mamila/pecho.

SEXTA RECOMENDACIÓN

Sobre el uso de suplementos, sueros o fórmula

La recomendación es sencilla, si por alguna razón piensas que tienes que utilizar algún suplemento como suero glucosado o fórmula, ya sea porque el pediatra lo indica o porque tienes la percepción de que el bebé lo necesita, busca ayuda de una especialista en lactancia, y te voy a explicar por qué.

Muchas veces, el uso de suplementos es necesario. Y esto lo digo yo desde el punto de vista de especialista en lactancia. He estado en consultas en donde, después de valorar al bebé y a la mamá, caso, etc., yo misma sugiero la suplementación. Sin embargo, se hace como parte de:

◊ Una estrategia de manejo puntual, para despertarlo o relajarlo y tener un estado fisiológico que favorezca que se prenda y succione, y obvio, asumiendo que por alguna razón no se puede extraer suficiente calostro o leche.

◊ Un plan integral de manejo del caso, mientras se solucionen los problemas de raíz identificados.

En ambos casos se cuidan aspectos de producción, manera de administrarlo para bajar riesgo de confusión en el bebé, ingesta de leche, etc. Sin embargo, si estos mismos suplementos, aun y cuando realmente sean necesarios se usan sin cuidar los aspectos anteriormente mencionados, lo más probable es que traigan problemas que van a empeorar gradualmente hasta acabar con la lactancia. La lactancia puede tener este tipo de intervenciones cuando se requieran, pero, implementadas de forma correcta, para que realmente sea un manejo puntual y se pueda revertir a pura lactancia, y no de una manera que acabe con la lactancia. Por esta razón, si es necesario hacerlo, lo recomendable es buscar a un especialista en lactancia. Además, porque muchas veces existe la percepción de que es necesario, pero realmente no lo es. Y esto, en una visita, lo puede valorar un especialista que entiende y conoce del tema, y que no va a dar una ayuda ideológica falsa como decir: «lactancia a pesar de todo» o «la fórmula es veneno», no. Es una ayuda profesional que va a cuidar por sobre todas las cosas la salud del bebé y que incluye una ingesta óptima. En esta valoración se determina si realmente hace falta suplementar y cómo hacerlo. Lo anterior, idealmente en equipo con el pediatra. Esta es la razón por la cual recomiendo que en cualquier escenario que se piense en suplementos, es importante hacerlo de la mano de un profesional en lactancia.

Por último, quiero solo decir que, incluso las tomas puntuales cortas aquí y allá de suplementos, tienen riesgos. Una vez más, si no quieren riesgos y piensan en estas opciones, háganlas de la mano de un profesional para no tener problemas y para entender qué están haciendo y cuáles son los riesgos.

SÉPTIMA RECOMENDACIÓN

Posiciona al bebé correctamente al pecho

El correcto agarre del bebé al pecho es un aspecto clave para tener éxito en la lactancia, porque evita las lesiones y grietas en los pezones que causan muchísimo dolor, pero también, porque ayuda a que haya una correcta transferencia de leche. Puede haber buena producción de leche, pero mala transferencia, ocasionando que el bebé no gane el peso adecuado a pesar de que la mamá produce cantidades suficientes de leche. Este problema es extremadamente, y debo decir, lamentablemente, común. El tiempo que el bebé está al pecho, no tiene relación con las lesiones y grietas en el pecho si el agarre es correcto. La manera en que mama, y dónde se encuentra el pezón dentro de la boca del bebé cuando succiona, tiene mucha relación con el flujo de leche y con qué tanta cantidad de leche está transfiriendo el bebé. Como ya vimos, una correcta transferencia está asociada a una mayor ganancia de peso en el bebé, y mayor producción de leche en la madre, además de menos complicaciones como congestión, grietas, infecciones, etc. Por estas razones, un buen agarre es clave para el éxito en la lactancia.

Pero lograr un buen agarre a veces tiene su chiste. A pesar de seguir todas las recomendaciones es posible que el agarre no sea bueno y tener mucho dolor o tener problemas de transferencia de leche. Se necesita práctica en muchos casos.

Hay tres cosas básicas al acomodar al bebé al pecho, y son:

- Boca bien abierta.
- Asimetría, que quiere decir que el bebé agarra menos areola con el labio de arriba que con el de abajo. Debe ir de abajo hacia arriba, el labio de abajo pega primero.
- Profundidad.

La idea es que el pezón quede en donde termina el paladar óseo y empieza el blando, es decir, que quede arriba y profundo. Para que esto suceda es importante que el bebé abra bien la boca (tipo bostezo) y el pezón entre rozando el paladar hasta el fondo. Una de las mejores maneras de que esto suceda, es poniendo el pezón literalmente en el entrecejo del bebé. Una vez que está en esta posición, (que no es instintiva por sentir que el bebé no va a llegar al pezón y que está muy arriba) la idea es activar el reflejo de búsqueda, lo cual quiere decir que el bebé va a voltear la cabeza hacia arriba. Piensen en el movimiento universal que todos hacemos cuando vamos a tomar de un vaso, es ese movimiento de cabeza el que va a hacer. Este movimiento va acompañado de abrir la boca en búsqueda, de ahí el nombre de reflejo de búsqueda. Una vez que el bebé voltea hacia arriba, ya el pezón va a quedar alineado con el labio superior. Para activar el reflejo hace falta mover al bebé hacia abajo y hacia arriba rozando sus labios, cachetes y carita con la piel del pecho y pezón. Si el bebé se queda estático es menos probable que se active. Lo que se mueve siempre es el bebé. No bajen el pezón. Esto es un reflejo común como para ayudarle. Tengan paciencia para esperar que active el reflejo de búsqueda anteriormente descrito porque a veces tardan, y voltean al lado que no es, y abren y cierran. A veces se quejan y lloran con un poquito de frustración y es fácil interpretar esto como que no quiere o que no le gusta, y querer ayudarle metiendo el pezón a una boca semi cerrada.

Pero, una vez que el bebé está bien posicionado, el labio de abajo va a quedar más cerca del pecho que el de arriba. Debemos intentar que ese labio pegue primero (presionar con firmeza) y de ahí que se detenga abierto y termine de ir hacia arriba, como si estuviera tomando una mordida de una hamburguesa. Este movimiento es rápido y debe llevar cierto grado de fuerza o presión, porque de otra manera no se detienen los labios abiertos, o es menos probable, ni llega tan profundo. Se puede percibir como un poco tosco, como que no es natural para las mamás, pero sí ayuda a que esta bocada de pecho recubra todo el paladar y la lengua con tejido del pecho y activbien la succión, que al final, es un reflejo. Esto, y por supuesto que la presión de la lengua contra el paladar esté en el lugar correcto de la areola, detrás del pezón y no sobre el pezón, para que no lastime y para que transfiera a la velocidad correcta el bebé.

Para ilustrar un poco mejor lo que explico, les dejo las siguientes imágenes, y también, para que vean la propuesta de cómo posicionar los brazos y manos para llevarlo correctamente.

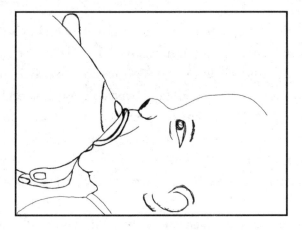

Bocada correcta

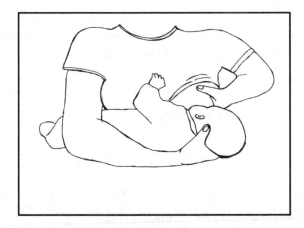

Postura correcta para amamantar

Debo decir también que, cómo sujeta la mamá al bebé es muy importante. Necesita tener control sobre el bebé porque si se le está cayendo, difícilmente va a poder hacer la maniobra anteriormente explicada. Lo que el bebé no controla es el cuello, no la cabeza. Por lo cual, la mano que sostiene al bebé, debería ir sobre cuello y espalda, dedo índice y pulgar a la altura de sus orejitas como un collarín, y no las manos sobre la cabeza. Si se posicionan sobre esta, el bebé no puede hacer el movimiento de la cabeza hacia atrás.

Por último, hay que saber que, una vez que el agarre queda bien (no se siente un dolor superior al 5 en la escala 1-10, que baja a los 30 o 60 segundos a un 2 o menos), hay que mantener la presión sobre la espalda alta del bebé con la palma de la mano, al menos al principio mientras aprende y se sanan lesiones. Muchas veces también es importante detener el pecho, porque de otra forma, mientras succiona, si el pecho y brazos se relajan de más, se puede desacomodar o salírsele el pecho de la boca. Tomemos esto en cuenta.

Como es difícil explicar en palabras un buen agarre, les recomiendo los recursos que el pediatra Jack Newman tiene en su página de internet. Tiene varios videos que enseñan cómo es este agarre asimétrico. *«Attaching your baby at the breast»* es un video que creo es una excelente herramienta didáctica de cómo debe de ser un buen agarre. También se puede encontrar en YouTube.

OCTAVA RECOMENDACIÓN

Analiza qué volumen y a quién quieres de visita

La idea de este apartado es llevarlas a la reflexión. A partir de la pandemia de Covid-19, en donde por restricciones no se permitían visitas (al menos en Monterrey, mi ciudad, pero supongo que en el resto del mundo igual), las mamás primerizas me expresaban que no se imaginaban ese momento con muchas visitas, y las que ya habían tenido bebé antes de la pandemia, me decían que no había punto de comparación entre «muchas visitas» (la antigua usanza cultural) y el «no visitas», más que esposo y quizá abuelita, o sea, muy íntimo. Que nunca más lo harían diferente. La verdad creo que a todos nos dio gusto ver cómo había más intimidad, respeto por los ritmos de lo que empieza a desenvolverse en la relación mamá/papá/bebé. Esto propició bajar el estrés en la mamá, dar contención y privacidad. Apoyo. Atención al bienestar en términos de salud de la mamá sin interrupciones. Nutrición emocional y psicológica.

Pero bueno, aquí el objetivo no es decir qué tienen y qué no tienen que hacer o decidir con respecto al volumen de sus visitas y a quién quieren ahí en ese momento, pero sí creo que es un tema que hay que evaluar y platicar antes, y sobre el cual también hay que decidir, una vez más, de manera informada y sobre todo consciente, entendiendo lo que implica, los riesgos que conlleva y asumiendo la responsabilidad de esto, porque:

- Apenas están aprendiendo y conectando mamá y bebé.
- Los dos se están recuperando. La mamá está cansada y, además, probablemente está estresada, vulnerable y hormonal.
- El ritmo de un bebé recién nacido es lento por naturaleza.
- Nada tiene que ver con el ritmo acelerado que llevamos en nuestra vida diaria. Es un momento en el que debería de existir una burbuja, que aísle a madre e hijo, de todo el acelere exterior.
- La libre demanda, basada en señales tempranas, cuando funciona, se crea una dinámica intensa e incompatible con un ritmo alto de visitas, al menos de que no te incomode o no te dé pena estar dando pecho, venga quién venga y, por supuesto, que no te afecten las dos mil opiniones diferentes que vas

a recibir en base a lo que estás haciendo y cómo deberías de hacerlo mejor.

- La mamá en recuperación, está para que la atiendan a ella, no para que ella se sienta en la obligación de atender a nadie. Si eres de esas personas que te estresa que vayan a verte y no atender (con atender me refiero a platicar, posponer tomas, descanso, etc., para estar presente e interactuar con las visitas), piensa bien a quién quieres en esos días en el hospital contigo. Si no te importa, probablemente no te afecte tanto que los atiendan tus familiares del otro lado de la puerta y ni alcances a verlos.

Yo opino, y aquí si doy mi apreciación personal, que hay que romper con el paradigma cultural de que «es mejor hacer la visita en el hospital porque la mamá está muy bien atendida». Digo, sí, está muy bien atendida porque lo necesita, y quizá solo por esta razón, no es el mejor momento, adicional a todo lo que expliqué anteriormente. Es mucho mejor a las 2 semanas, con la compañía de tu esposo o mamá o alguien de confianza para que te ayude a recibir a las visitas, sencillamente porque vas a estar mucho más recuperada, menos estresada porque ya todo va encaminado con la lactancia, ya conoces mucho mejor a tu bebé y anticipas mejor el ritmo y las señales. Y, además, vas a querer platicar con gente, a pesar de los desvelos; es saludable que haya cambios en tu día y sientas la presencia y la conexión con la gente durante la cuarentena, que es cuando más tiempo pasas en casa con tu bebé y la rutina suele ser más pesada.

No te digo que lo tienes que hacer, esa es tu decisión al final, a lo mejor esta información está amenazando de forma inconsciente «el sueño» del cuarto bonito y la gente visitándote, pero la idea es que, con esta información, puedas deconstruir lo que sientes al respecto, puedas evaluarte, platicarlo con tu familia directa, para además evitar herir sentimientos en el momento, y decidir qué quieres hacer al respecto. Y ojo, no tiene que ser todo o nada. A lo mejor decides que no lo vas a publicar en Instagram, pero sí le vas a avisar a tu grupo de amigas cercanas. O, por ejemplo, decides con tu mamá que solo les avise a sus dos amigas más íntimas y no a todas; que tu esposo no invite a los compañeros de la oficina...

II

EXPECTATIVAS REALES SOBRE EL BEBÉ

«No podemos entrenar a nuestros bebés a no necesitarnos. Independientemente de si es en el medio del día o en el medio de la noche, sus necesidades son reales y válidas, incluyendo la simple necesidad de querer contacto humano. Un bebé «entrenado» puede rendirse y dejar de pedir que sus necesidades sean cubiertas porque no hay respuesta a su estímulo, pero la necesidad sigue estando ahí, solo que ya no la confianza».

L-R. KNOST

«La oxitocina es el signo bioquímico de la empatía».

MARIAN ROJAS ESTAPÉ

UN POCO SOBRE LA CONDUCTA PERINATAL DE LA DÍADA MAMÁ/BEBÉ

La Dra. Shefali Tsabary, doctora en psicología clínica por la Universidad de Columbia, autora y especialista en temas de parentalidad consciente, en una de sus presentaciones sobre temas de *parenting* nos dice «mi intención no es sugerir que dejen de controlar como padres, sino más bien, o más importante aún, que dejen de creer, o de tener la ilusión de que es *necesario* controlar a su hijo».

Cuando escuché esto, lo relacioné inmediatamente con el recién nacido. No solo en el contexto de la lactancia, para ser franca; también en muchos otros aspectos. Creo que nos hace falta entender un poco mejor la naturaleza, la biología y las necesidades de este pequeño ser humano que apenas comienza la vida extra uterina. En general, culturalmente —y quizá sin demasiada consciencia—, se permea la visión o el enfoque de que los cuidados del recién nacido se contextualizan en rutinas rítmicas, predecibles, quizá hasta rigurosas en algunos casos. En horarios y repeticiones que se van a establecer de manera muy similar en todos los bebés. Formas estandarizadas para todos. Normas pensadas iguales para un bebé que apenas nace que para uno de cuatro meses. Un enfoque que, a mi juicio, nos infunde una ilusión de que debemos de controlarlos, y un poco, adiestrarlos. Todo lo que se quiera salir del ritmo, el horario y la estandarización, normalmente enciende en la madre no solo la alarma de que algo está mal con el bebé (dolor, hambre, frío, etc., o cualquier aspecto instrumental), sino que, además, casi siempre, le genera emociones de frustración, impaciencia, enojo o tristeza.

Los ritmos de alimentación de los seres humanos, y aquí se incluye a los recién nacidos, no son exactos como los de una máquina. Son flexibles, movibles, y sobre todo muy sensibles y susceptibles a verse afectados por distintas razones.

Hay múltiples factores fisiológicos, psicológicos, y emocionales, que se entretejen en el comportamiento alrededor de la comida, el afecto, el sueño y demás necesidades corporales, mentales y afectivas de un bebé pequeño. Ahora que sabemos que la lactancia no es solo nutrición, sino que incluye todos los demás factores que ya hemos revisado, pensemos en que la lactancia es profundamente afectada por la etapa de desarrollo del niño, su madurez, su entorno, su salud y su comportamiento. Lo que está lejos de ser ciencia exacta. Los seres humanos no somos ciencia exacta. Las mamás no somos ciencia exacta. La vida, el amor, las relaciones, el cuidado, la crianza, la parentalidad... todo esto es igual a: No perfección. No exactitud. No es igual para todos.

Pero, entender la naturaleza de la biología y cómo es el comportamiento y las necesidades de un bebé es muy importante, porque no hacerlo genera expectativas irreales, las cuales normalmente están asociadas a altos niveles de frustración y emociones negativas en las madres y padres; y favorece que se interpreten incorrectamente las necesidades de los bebés. Cuando esto sucede, se puede ver afectada la lactancia, pero más allá de esto, se pueden generar estados de estrés y desregulación en el bebé que pueden alterar su estado de calma y bienestar, afectando la experiencia para los padres, generando confusión.

En el libro *Encuentra tu persona vitamina* de la psiquiatra española Marián Rojas Estapé, se describe un estudio que se hizo en Canadá en la Universidad de Toronto. En este fue recogida la saliva de los bebés participantes durante una sesión donde sus madres los ignoraban por unos minutos. Las muestras de la saliva indicaron que el cortisol estaba elevado en estos bebés después del episodio de llanto. Al día siguiente, antes de comenzar el estudio, se analizó la saliva de estos bebés ignorados, y se encontró que ya tenían los niveles de cortisol muy elevados, incluso antes de sufrir la desatención de su madre. En cambio, los que habían sido atendidos, no mostraban este aumento en su hormona del estrés.

Notemos dos cosas con base en este experimento: En primer lugar, cómo un evento de «desatención», es decir, derivado de una interacción, una conducta, tiene una consecuencia sobre el estado fisiológico y neurobiológico del bebé. En segundo lugar, pensemos en cada vez que, con el afán de estructurar, desatendemos sus necesidades, lo cual normalmente es expresado por los bebés con llanto o estrés, estamos activando su sistema nervioso en estado simpático lo que produce elevación en los niveles de cortisol. Creo que todos podemos reconocer la escena en donde el bebé cae en este estado y cómo resulta la experiencia para él y los padres o cuidadores.

Para ligar el punto anterior con temas de la crianza y parentalidad, me gustaría mencionar algo importante sobre esto que vimos y el apego. Rojas Estapé, explica que durante los primeros años de vida se asienta el estilo de apego, y que durante este tiempo el hemisferio derecho es el dominante. A lo anterior, el psiquiatra estadounidense Daniel Siegel, lo denomina *sintonizar*: la conexión del hemisferio derecho del cuidador con el niño. Lo cual es fundamental para asentar el apego seguro y un desarrollo cognitivo y emocional adecuado. Si no existiera esta relación de sintonía en lo que denominan los expertos un diálogo mentalizador (de mente derecha a mente derecha), lo cual exige poder interpretar correctamente las necesidades del bebé y atenderlas, existirá la probabilidad de un apego inseguro. Cada vez que se conectan los hemisferios derechos de madre e hijo, el cerebro del bebé va aumentando de tamaño, especialmente la zona límbica, y va generando nuevas conexiones neuronales, calibrando adecuadamente la respuesta al estrés, los aspectos del sistema nervioso y la arquitectura cerebral, dando como resultado la base estructural y bioquímica que va a componer parte importante de su salud mental futura.

Todo lo anteriormente explicado, es consistente con la teoría de que el cambio que se ha identificado en la estructura física del cerebro de la madre gestante en preparación para la maternidad, es justamente para podar conexiones neuronales que no serán tan útiles en esta etapa y generar nuevas conexiones asociadas a las funciones del hemisferio derecho. La famosa amnesia de las mamás o «mommy brain» justamente es un poco la dominancia de las funciones del hemisferio derecho sobre el izquierdo, para conectar y sintonizar más desde el instinto y la parte emocional con el bebé, y menos desde todas las actividades de mayor raciocinio y estructura. De este hemisferio (el derecho) se derivan las competencias más importantes que debe tener una mamá en esta etapa.

¿Se fijan como todo esto, que lógicamente se entrelaza con todo lo anteriormente explicado sobre los ritmos normales de la lactancia, al final está hablando de relación mamá-bebé? ¿De información sobre la conducta del bebé y la madre lo cual va a influir sobre su manera de ejercer su parentalidad? ¿Del bienestar no solo biológico del bebé, sino de la formación del apego, y todo lo que va a sentar las bases afectivas de nuestros hijos en un futuro?

En el capítulo de neurociencia perinatal y lactancia, del libro *Supporting suckling skills in breastfeeding infants* de la norteamericana Catherine Watson Genna, se describe cómo el tacto, el contacto físico, activa la información afectiva del bebé hacía la mamá y viceversa. Es un poco la razón de porqué, de forma natural e instintiva, el bebé busca el contacto humano. Esos «brazos» que tanto tememos, están teniendo efectos positivos sobre el bebé por todo lo explicado anteriormente. El lenguaje de la madre y el bebé, consiste en señales producidas por el sistema nervioso autónomo de ambas partes (Schore, 2001). Una de las características del desarrollo humano es que el sistema nervioso autónomo, que regula funciones como el ritmo cardíaco y la respiración, está atada a varios nervios craneales, por lo que, las expresiones faciales de la madre en la interacción con su bebé se registran en el bebé a través de sus nervios craneales y ayuda a la homeostasis hormonal en el bebé y en la madre. Todo esto explica parte de porqué al no leer correctamente a los bebés, en el intento de lograr ritmos, horarios, tiempos y estructuras estrictas que no corresponden con sus necesidades, se generan disociaciones hormonales, incluyendo la del cortisol anteriormente descrita, pero también una muy importante que merece la pena mencionar: la somatostatina.

Esta hormona puede segregarse de más en estos episodios de estrés. Su función es directamente sobre el tracto gastrointestinal y el resultado puede ser estreñimiento, vómito y otros síntomas gastrointestinales no deseables. Detengámonos a revisar entonces las necesidades reales de un recién nacido y las dinámicas que frecuentemente se quieren o se esperan establecer, y entendamos cómo el imponerlas, resulta en la desregulación del bebé por no ser entendido bien que luego percibimos como cólico y/o molestias gastrointestinales... Una vez más, como en cualquier adulto o niño, el estrés tóxico genera distocias fisiológicas varias, pero una de las más comunes o experimentadas por todos, son justamente las gastrointestinales.

Todas estas conductas que denotan o expresan las necesidades del bebé, si se entienden, se atienden y se dejan fluir, desarrollarán de manera natural la dinámica de una lactancia directa del pecho. Porque la lactancia está entremezclada en el flujo de todos estos ritmos. Es la ocupación total, ¿se acuerdan? Por esto es importante conocer sobre este tema. También para poder entender mejor qué necesitan nuestros bebés, y ajustar las expectativas para nuestro propio beneficio.

SOBRE EL SUEÑO

Los bebés recién nacidos no diferencian el día de la noche. Su ritmo circadiano está inmaduro. No empiezan a regularlo hasta las 8 o 10 semanas de nacidos. Es común observar que el bloque de sueño que típicamente hacen más largo, de 3, 4 o incluso 5 horas en un período de 24, ocurra durante las horas del día, y que en la noche los ciclos de sueño sean más cortos y activos, y esto implique que se acelere la frecuencia con la que quiere ir al pecho. Es más relevante lo relacionado al ritmo circadiano y los bloques de sueño, y cómo esto regula su actividad y consumo de leche (durante las horas del bloque largo no transfiere leche), que lo relacionado a temas de la lactancia persé. Es verdad que el sueño afecta a la lactancia y la lactancia al sueño, y en este sentido se pudiera discutir qué fue primero, si el huevo o la gallina, pero en mi opinión, si entendemos el tema del ritmo circadiano, y cuántos bloques largos en un período de 24 hrs son normales o típicos, y les ayudamos a organizarlos, los ritmos de la lactancia, normalmente tienden a ajustarse más a nuestros ritmos circadianos adultos.

Con esto quiero decir que, si sabemos que esto es así, y también sabemos que las señales de los bebés chiquitos son sutiles, y que tienen la capacidad de succionar en sueño activo, pues entonces podemos promover que durante el día hagan tomas más frecuentes, aun y en sueño activo (recuerden, donde el bebé no tiene que estar despierto), para ayudar a que no disminuya la ingesta diurna y que haya más actividad. Lo anterior, en combinación con la exposición a la luz del día natural (y no me refiero a baños de sol, sino solo a la luz que entra por la ventana y que ilumina al bebé cuando abre los ojos) que activa las hormonas que regulan el ritmo circadiano al del día, nos ayuda a que no hagan el ciclo al revés que nosotros.

No me malentiendan, no quiere decir que no se va a despertar por las noches, solo quiere decir que, la parte más activa y frecuente de las tomas al pecho y la mayor cantidad de ciclos activos los va a hacer durante el día en vez de en la noche. Por lo tanto, si se cumple que hay un período en estas 24 horas (día o noche) en las que el bebé hace tomas más frecuentes, no debería de darnos problema con temas de producción y/o ganancia de peso. Por esta razón, podemos hacer los trucos sutiles y naturales antes descritos, para mover la frecuencia al día, y aumentar la probabilidad de que los bloques de sueño más largos los haga en la noche.

Es verdad que durante la noche los niveles de prolactina son más altos, pero esto no necesariamente quiere decir que son las horas en las que más necesita comer el bebé. Recuerden: nos mantenemos en un contexto de 24 horas. Mucho se ha especulado sobre si esta es la razón por la que se despiertan frecuentemente durante la noche, y de que la importancia de darles tan seguido como lo requieran, se dé para estimular la producción y que tomen más. Sin embargo, estas son hipótesis sobre el porqué de esta elevación en la prolactina. Si me preguntan a mí, yo tengo otra teoría.

En primer lugar, si nos damos cuenta, la elevación en la prolactina nocturna (particularmente en la madrugada) no ocurre como respuesta al estímulo del bebé durante estas horas, no. Esta elevación es algo que ocurre de manera fisiológica. Además, lo que ayuda a regular y elevar la producción, una vez más, es frecuencia en el estímulo de un día completo, no particularmente el estímulo de las horas de la madrugada. Por lo tanto, esta elevación de la prolactina en la madrugada, ocurre independientemente de si es el período del día en donde el bebé mama con más frecuencia. Por esta razón, no debemos pensar que si el bebé mama con menor frecuencia en estos horarios nocturnos y más en el día, se va a afectar la producción.

Mi explicación al porqué de esta elevación fisiológica en los niveles de prolactina, la encontré hace relativamente poco tiempo, mientras hacia un curso de sueño, en el que me topé con un artículo científico que explicaba lo siguiente: El triptófano es un aminoácido esencial, precursor del neurotransmisor serotonina y de la hormona melatonina. Todos ellos importantes en la regulación del ritmo circadiano y del sueño. Este aminoácido tiene ritmo circadiano propio y alcanza una de sus máximas concentraciones alrededor de las 3:00 am.

Muy bien, ¿qué tiene esto que ver con la razón de la alta prolactina nocturna? Pues que al haber altos niveles de prolactina y acelerarse la producción, se llena más y más rápido el pecho. Cuando el pecho está más lleno, de manera natural aumenta su contenido de lactosa. La lactosa, los carbohidratos y azúcares presentes en la leche materna, para ser absorbidos y utilizados por el cuerpo del bebé, necesitan de insulina. Cuando el bebé toma leche a estas horas libera insulina que no solo ayuda a la absorción de la glucosa que se eleva por el alto contenido de lactosa, sino que esta misma insulina le ayuda al triptófano a cruzar la barrera hemato encefálica y hacer su acción de construir serotonina y melatonina para favorecer el sueño.

Para mí, esta explicación me da la respuesta al porqué de los niveles fisiológicos elevados de prolactina y la alta producción nocturna. Y no es porque sea la hora a la que debe comer más seguido el bebé ni porque estimule la producción general. Es para que las tomas que haga sean altas en contenido de lactosa y les ayude a que las sustancias químicas que favorecen el sueño puedan actuar mejor. Sin embargo, no es el único factor, porque si hizo bloques largos de sueño durante el día y tuvo poca ingesta, otro de los factores: compensar la ingesta, va a jugar un papel importante para que se despierte muy seguido a succionar y reponer. Esto, y el que realmente no hay todavía estructura de los ritmos circadianos y por esta razón puede voltear el día por la noche.

Es especialmente importante entender las etapas de la evolución y madurez del sueño, porque es muy cambiante, y porque los trucos que ayudan a que un recién nacido estire el bloque de ayuno nocturno, son muy diferentes a los que se aplican cuando tiene 4 o 6 meses. El sueño evoluciona, cambia. Las rutinas de baño y música son poco efectivas en la etapa de recién nacidos, por ejemplo. No es que sean nocivas, se pueden hacer, pero realmente no tienen un impacto como el que pueden tener a partir de los 3 o 4 meses. Hay que saber qué ayuda más en cada etapa.

Los ciclos de sueño en un recién nacido, y hasta alrededor de los 4 meses, son Activo y No activo. Los precursores del REM y el nREM. El nREM se subdivide en 3 ciclos más, haciendo que el bebé pase de tener 2 ciclos a 4 en estas edades. Este cambio, por supuesto tiene un efecto importante en los despertares nocturnos del bebé, y es a lo que comúnmente se le llama «regresiones de sueño». Sin embargo, realmente no son regresiones, son evoluciones en el sueño, solo que, la consecuencia de que haya más despertares en lo que el bebé brinca de un ciclo a otro, no es deseable ni conveniente para los padres, y por esta razón se interpreta como retroceso y no como avance.

En general, para un recién nacido y un bebé antes de los 3 meses, es normal que duerma y despierte con frecuencia. Realmente, al menos el primer mes, no hay siestas como tal, ni ventanas de sueño. El bebé está demasiado inmaduro en sus ciclos. También es importante no tener la expectativa de que el total de tiempo que duerme, debe de hacerlo en su cuna o moisés, o aparte de su mamá o cuidador. El bebé duerme mejor en la cercanía y la seguridad por todo lo que el tacto hace para el sistema nervioso al estar en contacto humano. Es biológica la razón por la cual los brazos le ayudan a estar en un estado fisiológico que favorece el sueño. Muchas mamás expresan que les preocupa que sus bebés casi no duermen, y al explorar qué interpretan ellas como «no duerme» es no duerme aparte, o sin mamar. Por lo tanto, es una interpretación incorrecta de que no duerme. Porque sí duerme, solo que en brazos, y también mamando en fase de sueño activo. Que sea agotador e inconveniente para la madre, bueno… digamos que eso es un problema aparte.

Lo anterior, solo sirve para interpretar y saber qué es lo normal. Algo que también aprendí recientemente en el curso del sueño y que fue una gran epifanía, es que las tablas o rangos establecidos de tiempos totales de sueño en los bebés son hechas no a través de estudios de polisomnografía (más científicos y exactos) sino a través de la observación. Imagínense el margen de error si esto significa que está sujeto a la interpretación.

Es normal que se despierten en la noche. Sus patrones son impredecibles y poco a poco, a medida que el bebé madura, se van diferenciando y haciendo más predecibles. El bloque de ayuno nocturno tiende a alargarse gradualmente conforme pasan las semanas de vida. Es un poco lo mismo que con la frecuencia de la alimentación. Depende de la madurez del bebé y de muchos otros factores como, por ejemplo, si está pasando por un pico de maduración neurológica, si tiene reflujo o alguna otra causa fisiológica que pueda estar afectando sus patrones; sumándole las necesidades individuales de cada bebé.

Tener un bebé que no sea predecible en sus ciclos de sueño y en sus despertares es totalmente normal, y no debe ser interpretado como señal de que no se llena, de que la leche es aguada, o de que hay un problema con la lactancia.

Ante cualquier duda, recordemos que siempre es mejor regresar a los indicadores confiables: peso y talla, pañales y color de su piel, que sí nos dan información de la ingesta de leche que no la da la frecuencia con la que quieren mamar o cada cuánto se despiertan.

Aquí es importante señalar dos cosas:

1. **Dar fórmula para que duerma toda la noche es un mito:** Aunque la fórmula tarda más en digerirse, el tiempo sigue siendo alrededor de 3 horas, lo que hace que sea irrelevante darle fórmula o pecho cuando estás tratando de lograr que duerma toda la noche, porque al final, no quieres que duerma solamente 3 o 4 horas, seguramente lo que quieres es que duerma 8, 10 o 12 horas seguidas, y esto no lo vas a conseguir a través de la comida, le des lo que le des: fórmula, cereales o sólidos.

   Les platico mi historia. Recuerdo cuando, alrededor de los 10 meses, yo ya estaba muy cansada de los 2 despertares que hacía mi hijo en la madrugada y decidí probar darle de cenar carne con aguacate y arroz antes de dormirlo en mi pecho. Mi razonamiento fue que la carne se digiere muy lentamente, más la grasa y el carbohidrato, «ahora sí» pensaba. Quiero decirles que esta cena no modificó en absoluto su horario de despertares nocturnos. Y aunque es una historia anecdótica, busca representar lo que formalmente se sabe en base a estudios científicos que se han hecho en relación a si la fórmula y la lactancia arrojan resultados diferentes respecto a los despertares nocturnos. El resultado es que no han encontrado diferencias representativas. Es más, sencillamente, es un tema relacionado a los ciclos de sueño, no a la alimentación. Si la lactancia y la alimentación complementaria van bien, la solución nunca debe buscarse en la comida. Busca soluciones en lo que se sabe acerca del sueño.

Esto que estoy explicando se ha estudiado científicamente y los resultados siempre son los mismos: No se encuentran diferencias representativas entre el grupo de bebés de fórmula, el de los de fórmula y cereal y el de los de pecho. Si no, imagínense lo que hubieran hecho las compañías de fórmula con esta información. Ya todos sabríamos el secreto para hacer que un bebé durmiera toda la noche. De hecho, en mi experiencia, son muchos los bebés que duermen toda la noche tomando pecho exclusivo sin sólidos cuando llevan un manejo como el propuesto de un mayor número de tomas y frecuencia diurna. Hay estudios que revelan que las madres de lactancia exclusiva duermen un poco más que las de biberón y fórmula y, sobre todo, con mayor cantidad total de sueño profundo. Igualmente en los bebés. Todo esto observado a través de estudios de polisomnografía.

La respuesta del por qué, está un poco relacionada al tema hormonal/fisiológico antes descrito, cómo se manejen los ciclos, y en el caso de la mamá, serían estos mismos factores más el efecto de las hormonas de la lactancia sobre su cuerpo.

La melatonina tiene la capacidad de relajar las células musculares lisas, como las que se encuentran en el intestino. La melatonina que recibe el bebé a través de la leche materna (el bebé no la produce solo, recordemos la inmadurez del ritmo circadiano), por supuesto que va a favorecerle en la noche. Al relajar el intestino, se hipotetiza que también es parte de la razón de menos molestias gastrointestinales y mejor calidad de sueño en la noche. Esto se sumaría a todo lo demás.

Uno de los casos más extremos que he visto a lo largo de mi experiencia fue el de un niño de 18 meses que se tomaba 22 onzas de fórmula durante la noche y comida sólida y fórmula durante el día, y aun así se despertaba muchas veces en la madrugada. Existen otro tipo de casos como, por ejemplo, cuando a pesar de que no hay ningún problema con la lactancia, un bebé se despierta con demasiada frecuencia en la noche. Esto a veces sucede cuando se crea un fuerte vínculo entre el pecho y arrullarse. Pero uno, no siempre pasa y, dos, tratar de evitar que un bebé chiquito se duerma succionando el pecho es desatender parte de sus necesidades de auto regulación, y más bien puede causarle problemas y desregulaciones, además de reducir ingesta total de leche. Sin embargo, en caso de que más adelante sea un problema, en el sentido de que la madre se sienta muy agotada, la respuesta no debe buscarse en la alimentación sino más bien en temas relacionados a formas de arrullo que corresponden al área del sueño.

SOBRE EL DESARROLLO NEUROLÓGICO

Estudios neurológicos demuestran que, en niños menores de dos años, hay períodos en que su cerebro experimenta cambios bruscos y relevantes. Al poco tiempo de estos avances en el desarrollo neurológico, se produce un «salto» en dirección positiva en la madurez mental del niño. Esta es la base científica detrás de la teoría llamada «Las semanas mágicas» (*Wonder weeks*). Es una teoría con amplia base científica (35 años de estudios aproximadamente), que explica cómo estos acelerados y drásticos cambios pueden agitar y desestabilizar la conducta y los patrones habituales del bebé. En base a estas investigaciones, esta teoría predice con un margen de error de aproximadamente una semana, cuándo los padres pueden esperar que sus bebés atraviesen estas «fases de agitación o perturbación». El argumento se basa en que los cambios suelen ser tan súbitos (de ahí que se les llame saltos o estirones, en inglés *leaps*), que el bebé sufre una especie de desorientación, y debe adaptarse nuevamente. Después de cada «salto» cambia la forma en que el bebé comprende al mundo y cómo el bebé usa estas nuevas capacidades para desarrollar a su vez nuevas habilidades.

Considero que esta teoría es una excelente herramienta para ayudar a los padres a entender qué puede estar pasando con sus bebés, más allá o en conjunto con todo lo explicado anteriormente, y cuando se ha descartado que las razones de llanto constante e inquietud (*fuzziness*), están relacionadas a hambre, reflujo o a alguna otra condición fisiológica, sobrecansancio o estimulación, etc. Como comentaba anteriormente, los indicadores sólidos para saber si el bebé está recibiendo la cantidad de onzas totales que necesita consumir en un día para poder crecer adecuadamente son: peso y talla, y en las primeras cuatro semanas, también pañales y color de la piel (relacionado a la ictericia).

Por lo tanto, cuando un bebé demuestra llanto constante e inquietud, y se descarta que sea falta de leche u otras razones, la herramienta de «Las semanas mágicas» puede ayudar a entender con detalle y explicaciones científicas, qué puede estar ocasionando esta respuesta en el bebé. Esto normalmente da tranquilidad a los padres, y que entiendan, puede ayudarles a «ver» lo que está pasando con sus bebés y estar en mejor disposición de atender sus necesidades, aun durante la etapa aguda o llamada «crisis».

Además de lo anterior, recordemos siempre que hay muchos factores básicos que deben considerarse, además de entender al bebé realmente como el ser humano cambiante que es, con necesidades biológicas y afectivas No olvidemos que el estrés y la hostilidad en el ambiente familiar pueden ser percibidos por el bebé, alterándolo y empeorando el cuadro. Las neuronas llegan a la piel. El tacto conecta al bebé con el sistema nervioso de quien lo carga. También están ahí factores como el sobrecansancio, la sobreestimulación... No todo es hambre...

Sin embargo, muchas veces todos estos factores se descartan y los papás a menudo comienzan a perder la paciencia, y la realidad es que, en más de una ocasión, la parte irracional —o racional en algunos casos—, se pregunta qué pasaría si le dieran un biberón de fórmula. Si se lo dan, como la succión es un reflejo que se activa cuando se introduce una mamila o dedo o pecho en la boca del bebé, este lo succionará, tragará y tomará. Como comerá quizá de más, y es una leche mucho más pesada y tardada de digerir que induce a un ciclo de sueño no activo, lo más seguro es que veamos la siguiente escena: un bebé que acaba empachado y que duerma como «piedra», cosa que los padres interpretarán erróneamente como «eso era, se quedó tranquilo, pues ha de ser que tenía hambre». No obstante, realmente puede no tener nada que ver.

Hay veces que la respuesta es más sencilla, el bebé queda inquieto y todo lo que quiere es succionar el pecho para calmarse o arrullarse. Pero si la mamá no entiende que esta es una necesidad no solo común, sino totalmente normal en su bebé, puede ni siquiera considerarla, es decir, no lo intenta. Si la madre pusiera al bebé a succionar, por cuarta vez, aunque sienta flácido el pecho, pudiera ser que el bebé se calmara, lo que comprobaría que esto era todo lo que necesitaba, pero como piensa que hacerlo no tiene caso porque «cómo puede ser que quiera seguir comiendo», o «pues es que ya no tengo nada en mi pecho», y no considera que puede ser el mero acto de succionar todo lo que necesita, pues no lo hace, y el bebé sigue inquieto o llorando porque no se cubre su necesidad.

Esta teoría cuenta con una institución donde te puedes certificar, un libro que puedes leer para entenderla a fondo, una página web con información y videos por si no tienes tiempo y solo quieres entender el concepto básico, y una App: «The Wonder Weeks» y esta es su página web: www.thewonderweeks.com

PICOS DE CRECIMIENTO

Decir que las crisis identificadas en el comportamiento de los bebés se den a causa de que están teniendo un pico de crecimiento, es una aseveración que, aunque no lo crean, carece de evidencia científica. Esta información, que la dan especialistas en lactancia, como yo por ejemplo (en la primera edición de este libro, expliqué qué eran los picos de crecimiento y por qué ocurrían), es un mito, al menos por ahora.

Aunque comúnmente así se les llama, y aunque también es verdad que los bebés sí pasan por períodos de crecimiento acelerados conocidos como *picos de crecimiento*, no hay evidencia que vincule las llamadas crisis de lactancia con los períodos en los que ocurren estos picos en su crecimiento. Es decir, ambas cosas no están correlacionadas, y, por lo tanto, el motivo de las crisis probablemente tenga que ver más con temas de desarrollo, sueño, afectivos, saltos neurológicos, ambiente, etc., que con que esté brincando su crecimiento y que la conducta de una mayor frecuencia en las tomas se deba a que el bebé necesita aumentar la producción.

La realidad es que, siempre que el bebé regrese a más succión, es inconveniente y cansado para la madre y por eso se interpreta como crisis. Y si es succión y pecho, también como hambre. Sin embargo, realmente pudiera no ser crisis si se interpretara de otra manera. Esta es la razón por la cual muchas madres expresan no haber sentido ninguna crisis, a pesar de que lógicamente sus bebés crecieron como todos, y pasaron por picos de crecimiento pero que no se vieron reflejados como un cambio en los patrones de lactancia. O tal vez sí se vieron reflejados, pero la mamá fluyó con los cambios y no los interpretó como un problema o crisis.

Todo depende entonces de cómo se perciban los cambios y de los factores individuales en el bebé. Lo que sí es un hecho, es que hay crisis identificadas a las 3, 7 y 12 semanas principalmente, pero una vez más, sin evidencia de que se deba a que necesitan más leche y quieran aumentar producción e ingesta.

Es posible que en ocasiones haya un problema de bajo flujo, y el comportamiento del bebé si sea de hambre, y se deba buscar ajustar la producción hacia arriba, pero esto es independiente de las crisis identificadas y mencionadas anteriormente. Puede que coincidan de manera casual, pero realmente, hasta el momento, no existe una correlación sustentada con evidencia.

III

OTROS TEMAS DE INTERÉS CON RELACIÓN A LA LACTANCIA

«La leche humana no es solo comida, también es medicina».

Cindy Howard

PATOLOGÍAS O PROBLEMAS COMUNES EN LA LACTANCIA

En este capítulo vamos a ver información sobre las condiciones y complicaciones que pueden surgir en el pecho durante la lactancia. Comúnmente nos referimos a ellos como los «problemas más comunes», porque vaya que sí son problemas. Las patologías del pecho son un verdadero factor de riesgo para el abandono de la lactancia.

Antes de empezar quiero que sepan que este es un tema muy especial para mí, porque como madre de tres hijos amamantados, me ha tocado experimentar en carne propia lo debilitante y negativo que puede ser presentar una patología del pecho y tener que cuidar y amamantar a un bebé. Mi experiencia personal, y más recientemente profesional como asesora de lactancia, me ha hecho desarrollar una acentuada empatía y una profunda compasión por cada una de las madres que pasan por esta situación. En este tono, quisiera exponer un ejemplo anecdótico: mi propia experiencia personal.

Cuando Federico, mi segundo hijo, nació y tenía apenas dos semanas de vida, me desperté una noche con un terrible dolor en uno de mis pechos que aún después de amamantar y sentirlo flácido me seguía doliendo. En el transcurso del día siguiente siguió la fiebre. Era un verano especialmente caliente y recuerdo estar con el clima apagado temblando en mi cama cubierta de cobijas, con una temperatura que casi llegaba a los 40 grados Celsius. Como no sabía yo en ese momento del concepto de asesoría en el manejo de la lactancia y todo lo había manejado mal, tenía una sobreproducción tremenda que no me dejaba descansar porque tenía que alimentar al bebé y luego sacarme leche. Además, tenía grietas y lesiones importantes en ambos pezones. Cualquiera que ha tenido alguno de estos problemas, sabe que la combinación de estas tres cosas es tan debilitante, dolorosa y emocionalmente desgastante, que es causa de sobra para abandonar la lactancia.

Pero mi chiquillo era un bebito de dos semanas, y mi pasión por la lactancia y mis ganas me empujaron a sobrepasar todo esto y seguir adelante. Sin embargo, no hay necesidad de sufrir tanto en el proceso. Aunque es verdad que lo más rico de la lactancia viene un poco más adelante cuando todo se hace más fácil y práctico, realmente se puede disfrutar desde el principio. Y esto es lo que les quiero compartir: Sí hay manera de minimizar el riesgo de incurrir en cualquiera de las patologías más comunes. ¿Y quieren saber lo mejor? Las recomendaciones son básicamente las mismas que se dan para estimular la producción de leche y que haya buena transferencia para que el bebé crezca y gane peso adecuadamente. Como venimos viendo a lo largo del libro, una vez más: todo está conectado.

La mastitis es una inflamación en el tejido mamario que puede ser de carácter infeccioso (bacteriano) o no. La estadística dice que la mastitis afecta alrededor del 9 al 20 por ciento de las mujeres según diferentes estudios. Esta variación seguramente se debe a diferencias en el criterio al diagnosticar, y a la severidad de los síntomas (Core curriculum 2019). Yo personalmente tengo la percepción de que la incidencia es aún más alta.

¿Qué significa esto? Pues que, tal y como sucedió en mi caso, la madre afectada por una mastitis (a veces con grietas, lesiones en los pezones y otras complicaciones) tiene que cuidar a un bebé cuya naturaleza y biología, como ya vimos, es normalmente demandante y suele querer prenderse al pecho con regularidad. Si este es un escenario pesado e intenso para una madre sana, ahora imagínense lo que esto representa para una madre enferma. ES UN VERDADERO RETO SOBREPASAR ESTA SITUACIÓN.

Ahora bien, es importante señalar que, de estas patologías, hay dos clases o tipos. Aquellas que pueden ser influenciadas a través del manejo de la lactancia y aquellas que no. Es decir, hay acciones específicas de precaución que puede llevar a cabo la madre con respecto al manejo de su lactancia que bajan considerablemente el riesgo de incidir en algunas patologías, pero que no pueden reducir el riesgo de incurrir en otras. Vamos a ver cuáles son estos dos grupos:

1. Patologías en las que SÍ podemos bajar el riesgo a través del manejo de la lactancia:
   a. Ingurgitación patológica
   b. Ductos obstruidos
   c. Mastitis y abscesos
   d. Lesiones y grietas en los pezones
   e. Perlas de leche
   f. Candidiasis

2. Patologías en las que NO podemos bajar el riesgo a través del manejo de la lactancia:

   a. Mastitis peri ductal o ectasia de los ductos
   b. Fibrosis quística del pecho
   c. Fibroadenoma
   d. Papiloma intraductal
   e. Cáncer de mama
   f. Dermatitis
   g. Eczema
   h. Psoriasis
   i. Herpes simplex (HSV-1)
   j. Vasoespasmo

Aunque las que no podemos influenciar son más, las que son realmente comunes en madres lactantes son las primeras cinco.

Esto quiere decir que las patologías más comunes en madres lactantes son precisamente en las que sí podemos bajar el riesgo a través del manejo de la lactancia. Y esto es una excelente noticia.

Pero lo mejor de esta noticia es que las acciones recomendadas para bajar la incidencia de esas patologías más comunes son las mismas que las recomendadas para que la lactancia se establezca bien, con una buena producción, transferencia, buena ganancia de peso en el bebé y baja probabilidad de incurrir en los problemas más comunes. Increíble ¿verdad?

Las recomendaciones son las siguientes:

1. *Piel con piel*/no separación. Mientras más temprano mejor contacto temprano con el pecho de la madre (en las 2 primeras horas después del nacimiento), si el bebé mama, mejor.

2. Correcto agarre del bebé al pecho. Aunque es algo que se enseña a la madre y se mejora con la práctica, es un hecho científico que mientras más temprano sea expuesto al pecho,

más intacto es el instinto del bebé y se tienen mayores pro-babilidades de que el agarre sea mejor naturalmente. Contar con enfermeras capacitadas en las técnicas de un buen agarre es de vital importancia, porque son las primeras en ayudar a la madre una vez que nace el bebé.

3. Libre demanda basada en señales tempranas de hambre y frecuencia.

4. No restringir la duración de las tomas.

5. No intentar alargar el tiempo entre tomas.

6. Evitar uso de biberones y chupones durante los primeros días. (Más adelante, si se cuidan aspectos de cómo, cuánto, cuál, etc., se pueden usar en favor de las necesidades de la mamá, minimizando riesgos).

Conclusión

• Las patologías del pecho en una madre lactante representan una verdadera amenaza para su lactancia.

• De todas las patologías, las más comunes son precisamente las que sí podemos influenciar a través del manejo de la lactancia.

• Hay prácticas básicas y fáciles de aplicar en el manejo de la lactancia que ayudan a bajar el riesgo de la incidencia de las patologías más comunes.

• Todos los profesionales de la salud deberían de estar en el mismo canal a la hora de dar indicaciones con respecto al manejo de la lactancia para evitar confusión en las madres.

Y es que el nacimiento es un momento especialmente emocional. Ver el milagro de la vida supone una reverencia hacia la naturaleza, y un sentimiento profundo de amor, agradecimiento y gozo. Que esta alegría que todos los que estamos alrededor también compartimos, no nos duerma la tan necesaria precaución que se debe tener al dar indicaciones sobre el manejo de la lactancia a la madre. Esto con el fin de ayudarle a que se establezca adecuadamente la lactancia en general, pero también para evitar que la mamá pueda incurrir en cualquiera de los problemas anteriormente mencionados.

EXTRACCIÓN Y ALMACENAMIENTO

Es importante entender cuándo, cómo y porqué extraerse leche. Dependiendo de cómo lo hagas y para qué lo hagas, te puede traer beneficios o, al contrario, te puede generar problemas. Lo mejor es tener la guía de una asesora o consultora certificada de lactancia y evaluar todos los aspectos de lo que está sucediendo para diseñar el plan más adecuado según las necesidades específicas de cada mamá y bebé y así ir resolviendo dudas y midiendo respuestas en base a cada caso particular, es decir, hacerlo siempre de manera personalizada.

Dicho esto, creo que puede ser útil entender algunos de los conceptos básicos o las situaciones en las que comúnmente conviene extraerse leche, las formas en las que se puede hacer, y más o menos cómo. Es decir, las generalidades de qué hacer según el caso, porque repito, lo ideal es que sea guiado, supervisado y personalizado.

Hay dos maneras de extraerse leche. Manualmente o con extractor. La oferta de extractores es bastante amplia y variada, y además todo el tiempo sacan nuevas y mejores versiones. Aquí también es importante evaluar el caso para saber qué es lo más conveniente, pero vamos a empezar por explicar la importancia de saber extraerse manualmente. Hablaremos de cuándo se puede hacer, los pros y los contras, y de los casos en donde no debe hacerse la extracción manual y conviene ser suplida por la de un extractor.

Extracción manual

La extracción manual es algo que toda mamá debe de aprender cómo hacer desde el hospital, sencillamente porque puede haber momentos en los que este tipo de extracción y solo este tipo de extracción, sea la adecuada. También porque puede haber situaciones de emergencia en las que no está disponible un extractor y la madre debe de saber cómo puede sacarse leche. Parece mentira que si no te enseña alguien no sepas que puedes extraerla con tus propias manos. Digo, probablemente no es lo que sucede en el 100% de los casos, pero mi anécdota es que cuando mi último hijo, Guillermo, tenía 1 mes, y yo tenía una sobreproducción de leche tremenda (causada por un mal manejo no solo de la lactancia, sino precisamente del extractor) una madrugada, como a las 4 de la mañana, le di de comer de uno de mis pechos y quedó rendido y el otro me quedó a punto de reventar. Cuando me fui a poner el extractor para vaciarme, no funcionaba. Me angustié terriblemente, llegué a pensar que me iba a tener que ir a urgencias porque ¿cómo le iba a hacer?, me iba a dar mastitis o algo peor si no aliviaba mi pecho tan lleno. ¡Imagínense qué insólito que ni siquiera pensé que yo misma lo podía hacer! No sabía que podía extraerme con las manos. No estoy segura de que lo haya pensado o lo haya siquiera intentado por tener la idea de que necesitaría alguna técnica muy sofisticada, pero el caso fue que, la manera en que pude resolverlo fue con un extractor manual que tenía guardado del que ya no me acordaba.

Una mamá, a la que asesoré, me contó que en un vuelo largo de avión se equivocó y documentó el extractor. Igual que me pasó a mí, entró en pánico al pensar cómo se iba a poner, pero esta vez tuvo la suerte de que se acordó de lo que le había enseñado cuando la visité en el hospital. Se fue al baño del avión, hizo extracción manual y asunto resuelto. Estas historias son suficiente para aprender cómo extraerse manualmente.

Y, las razones técnicas por las cuales es importante aprender a extraer la leche manualmente son las siguientes:

a. **Sacar mejor el calostro:** Si por alguna razón, cuando estés en el hospital necesitas extraerte tu propio calostro (porque el bebé no se quiere prender, hay problemas con la succión, hay separación madre/hijo, etc.), la mejor manera de extraer la mayor cantidad es con tu mano. Esto es un dato científico. Se supone que la razón es porque la leche de características más densas, como lo es el calostro, que es una leche espesa, responde mejor a la técnica de extracción manual, a la compresión mecánica y no al vacío que es la tecnología del extractor.

b. **Existen lesiones o grietas importantes en los pezones:** esperemos que nunca sea este tu caso, pero, cuando hay lesiones o grietas importantes en los pezones, aunque tengas un extractor de buena calidad que sea noble y eficiente en la succión, y las copas sean del tamaño adecuado para tu pezón, puedes experimentar dolor. Como platicábamos, el dolor agudo en los pezones te pone en riesgo de querer dejar de amamantar, y es entendible. Muchas veces, cuando el caso es extremo y lo amerita, se pueden indicar varias extracciones manuales, en lugar de prender al bebé o extraerse con máquina, para darle oportunidad a que sane la herida, y luego volver a intentar un buen agarre.

Hay ocasiones en que esta situación se da por algún problema anatómico en el bebé que está interfiriendo, como el agarre o alguna otra situación específica que lo esté dificultando. Tuve el caso de la mamá de un bebé de 10 meses que iba perfecta con su lactancia, y un día, el bebé la mordió y le sacó una grieta bastante grande. Como el bebé tenía mucha fuerza para la succión (normalmente a esta edad siempre agarran bien, pero esto fue un traumatismo producto de un accidente) sentía que se le iba a desgarrar cada vez más y le dolía muchísimo. Le pasaba igual con el extractor. La solución fue que se extrajera manualmente durante 1 o 2 días, y ponerse una pomada cicatrizante en el lugar donde estaba la herida. Se solucionó perfectamente. La mamá me decía que no podía creer la facilidad con la que le salía la leche y lo rápido. La extracción manual es súper noble. Le permitió vaciar el pecho sin lastimar el pezón y esto, a su vez, le permitió cicatrizar sin sufrir para poder seguir adelante con su lactancia.

c. **Ingurgitación:** Es el llenado excesivo de las mamas con leche, lo que provoca que se hinchen y se vuelvan duras y dolorosas. Si es patológica, hay ciertos masajes y extracciones que funcionan mucho mejor de forma manual. Además, la extracción manual vacía muy bien, pero no estimula igual que el extractor, por lo cual muchas veces, es justo lo que se necesita.

d. **Sobreproducción:** Para nivelar una sobreproducción o extraer un poquito de leche antes de amamantar al bebé, la extracción manual es muy buena opción para aliviar y evitar riesgo de bolas y mastitis sin estimular la producción de la manera en que lo hace un extractor.

e. **Vaciar mejor el pecho:** Vaciar bien es importante. En primer lugar, porque al evitar que se quede leche estancada se reduce el riesgo de ductos obstruidos y de mastitis y, en segundo lugar, porque vaciar bien estimula la producción. Además, se ha comprobado científicamente que, cuando la extracción es manual o mixta, el contenido de grasa de la leche extraída es mayor. Esto es especialmente importante para las mamás que no están amamantando y solo se extraen, ya sea porque el bebé está internado y la madre le manda su leche al cunero o porque se extrae varias tomas durante una jornada laboral o se va de viaje. Si se usa solamente el extractor durante varias tomas o días es importante que, al menos en algunas tomas, se utilice la técnica de extracción manual al final para vaciar bien los ductos y así bajar el riesgo de complicaciones mamarias, aumentar el contenido de grasa en la leche extraída y estimular aún más la producción. Hay una técnica que utiliza la Dra. Jane Morton, de la Universidad de Stanford, que se llama «Hands on Pumping» (Manos a la extracción) y es una mezcla de masaje con extracción manual al final. Esta técnica, así como la que enseña la manera de extraerse manualmente y otros videos muy informativos y de gran ayuda para el tema, los pueden encontrar en la página de la Universidad de Stanford, en el área de Newborn/Nursery. (https://med.stanford.edu/newborns.html). Se los recomiendo ampliamente. También, se los puede enseñar de forma física alguna especialista de lactancia.

Extracción con máquina:

Los extractores manuales y eléctricos también se pueden utilizar desde el principio y en muchas ocasiones. Hay que conocer qué beneficios nos brinda cada uno, para tomar una decisión en base a las necesidades que creemos vamos a tener. Las razones por las cuales una mamá puede necesitar extraerse son las que han sido descritas anteriormente.

Un buen filtro a la hora de escoger un extractor dentro de la oferta tan amplia que existe, es ver que ofrezca distintas tallas de copas en milímetros. No en S, M o L. Y no en una copa de silicón que se pone para hacerla más chica. Que la talla sea la correcta es extremadamente importante para evitar lesiones y para ayudar a vaciar mejor. Lo único que debe pasar a través del túnel de la copa es el pezón, no parte de la areola.

Además de lo anterior, también se debe ver que tenga distintas frecuencias en cuanto a la intensidad de vaciado y la fuerza del vacío. Uno que tiene poca o nula variabilidad en esta escala, suele no ser de buena calidad, y puede lastimar y no ser tan bueno para estimular producción y vaciar. Los que sí tienen buen rango de variabilidad en estos aspectos, suelen también tener la tecnología de motor necesaria en cuanto al vaciado y velocidad óptima para estimular correctamente. Los extractores de sistema cerrado y grado hospitalario, hoy en día tienen precios más accesibles y también son altamente recomendables.

Los tipos de extractores se dividen en:

a. Extractores manuales:
- Una sola mama
- Ideales para uso ocasional
- Pueden ser adecuados si la lactancia está bien establecida
- Fáciles de transportar
- Económicos

Los extractores manuales siempre son de una sola mama. Es decir, tienes que extraerte de un lado primero y del otro después si es que necesitas extraerte de ambos pechos. Por esta razón es funcional si es para uso ocasional. Cuando una lactancia está bien establecida, creo que es más fácil sacarse con la extracción manual (usando tus manos) que con un sacaleches manual. Lo considero más eficiente y menos cansado. Además, es noble para el pezón. Aunque hay ocasiones en las que extraerse de forma manual no es la mejor opción. Puede ser porque no hay privacidad y la madre no se sienta cómoda en público, puede ser porque es menos práctico en términos de que se escurra un poco de leche extra o caiga donde no debe o sencillamente porque se prefiere un mecanismo más automático, que no requiera la atención visual y la concentración de la madre de la misma forma que lo requiere la extracción con las manos.

Este tipo de sacaleches se recomienda para cuando la lactancia está bien establecida ya, cuando ya ha pasado tiempo y se ha aumentado la fuerza de la succión del bebé en los pechos, no es el modelo ideal para un inicio donde aún se debe estimular.

Uno de sus beneficios es que son muy fáciles de transportar y no requieren de batería ni de electricidad, y esto puede ser muy conveniente en algunas circunstancias.

Por último y no menos importante, son más económicos que los eléctricos o a baterías.

Nota: Aunque el precio es un punto importante a considerar, debo decir que, si la necesidad de extraerse es mayor a la ocasional, ya sea porque hay una jornada completa de trabajo o porque hubo un bebé prematuro que no puede estimular adecuadamente, vale la pena pensar en la inversión en términos de costo/beneficio y adquirir un aparato de mayor capacidad. No poder iniciar o mantener la lactancia puede tener costos económicos mucho mayores a los de un extractor adecuado a tus necesidades.

b. Extractores de batería o semi eléctricos:
• El poder de succión es bajo

- El ciclo de succión es lento
- Suele ser insuficiente para establecer un buen suministro de leche
- Existen simples y dobles

Mi hermana me regaló un extractor semi-eléctrico de un solo pecho que utilicé poco. La succión de este tipo de extractores no es tan delicada, se siente una succión más fuerte, aunque paradójicamente no estimulan tan bien como otros extractores eléctricos o de grado hospitalario, (cuya succión es mucho más noble y, a su vez, estimulan mejor que estos). Este tipo de extractores no son recomendables si la extracción va a ser frecuente. Primero, porque el ciclo de succión es lento y tosco con el pezón, y al mismo tiempo suele ser insuficiente para ayudar a establecer una buena producción de leche, por el tipo y el ritmo de succión que tienen. Las ocasiones en las que pudiera ser útil serían las salidas ocasionales, igual que los manuales, solo que, en el caso del de batería o semi-eléctrico, te cansas menos en la extracción y además puedes hacer otra actividad al mismo tiempo que te extraes.

La diferencia entre uno manual y un semi-eléctrico es la practicidad de no tener que hacer el ejercicio mecánico con la mano de presionar la manija para que succione. Es más cómodo, menos cansado y más práctico, pero más caro. Sin embargo, ambos sirven para las mismas ocasiones.

c. Extractores eléctricos de uso personal:
- Nivel de succión y frecuencia adecuados
- Dobles
- Son usados principalmente por madres que trabajan o estudian
- Tienen cierto riesgo de compartir contaminación según la FDA, en caso de que no sea de sistema cerrado

Este es el tipo de extractor comúnmente utilizado y recomendado para mamás que se extraen frecuentemente leche por cualquier razón. A veces, la extracción diaria está relacionada a madres que quieren hacer un banco de leche personal. La mayoría de las veces a madres que regresan a trabajar y tienen que hacer varias extracciones diarias para mantener su producción. Y, un número más reducido, a madres de bebés prematuros o que están internados por alguna razón y no pueden estimular y comer de ellas directamente.

En estos casos, el estímulo de la madre viene directamente de un extractor, y los eléctricos dobles son una muy buena elección porque su nivel de succión y frecuencia es suficiente y/o adecuado para mantener una buena producción de leche. Son dobles, pero se pueden convertir en «individuales», es decir, de un solo lado, si así lo requiere la madre.

Cuando una mamá va a ser estimulada desde el principio solo con extracciones, porque su bebé prematuro no puede estimularla directamente, es posible que la succión de este tipo de extractores no sea suficiente y necesiten de uno con mayor succión y estímulo como el de grado hospitalario. Siempre que sea posible el acceso de la madre a este tipo de extractor, es la opción más recomendada. Vamos a ver porqué.

d. Extractores de grado hospitalario:
- Motor potente que acepta múltiples usos y tiene gran poder de succión
- Estimulan mejor los niveles hormonales
- Uso bilateral
- Sistema de circuito cerrado
- Ideales para establecer un buen suministro de leche cuando el bebé no puede estimular a la mamá

Los extractores de grado hospitalario tienen un tipo de succión más eficiente, pero noble al mismo tiempo. Las madres suelen sentirlo agradable, y al mismo tiempo, están teniendo un buen estímulo al pecho, lo cual eleva las hormonas involucradas en la producción de leche. Este tipo de extractor es ideal para cuando el bebé no puede estimular a la madre directamente. También lo utilizan cuando necesitan hacer extracciones frecuentes porque se siente mucha diferencia comparado a cualquier otro. Son extractores que están hechos para ser compartidos y/o rentados.

Hakka:
* Tiene una tecnología diferente
* Genera un vacío

Este extractor cuenta con una tecnología diferente y está hecho para generar un vacío al pegarse a la piel, y, con la ayuda de la oxitocina circulante, ayuda a vaciar el pecho. Y todo lo que vacía estimula producción, por lo cual hay que tener cuidado con no usarlo de más, sobre todo al principio, porque sí puede contribuir a la sobreproducción.

La manera en qué mejor funciona es cuando el bebé mama del otro pecho. No es recomendado para tratar de extraer calostro o para intentar darle el uso de un extractor normal. Tampoco podemos esperar que estimule igual que uno eléctrico. Pero, en los casos en los que se ajusta bien, suele ser práctico y suele requerir de menos esfuerzo para la mamá.

Es importante checar que el tamaño de la copa sea adecuado

La remoción de leche no debe doler. Se puede sentir un poco incómoda o puede molestar en caso de que hayan grietas o lesiones en el pezón, pero nunca se debe sentir dolor agudo o tener la sensación de que las extracciones poco a poco están irritando o maltratando el pezón. Si esto te sucede, lo más probable es que tengas una copa de tamaño no adecuado. Esto pasa cuando el orificio de la copa que va directamente a la areola es muy grande o muy pequeño para ti. La anatomía de cada areola y pezón es diferente en cada mujer, por eso existen distintas tallas, y debes de tener la talla adecuada para que no te lastimen las extracciones. Lo único que debe pasar a través del túnel es el pezón, no parte de la areola. El pezón debe moverse libremente en el túnel, pero la areola no debe de estar dentro, como se muestra en la siguiente figura:

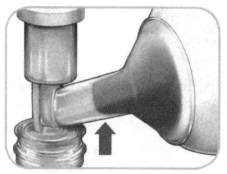
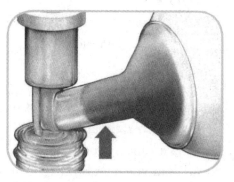

Correcto
Se ve espacio alrededor del pezón.

Incorrecto
Pezón apretado en el túnel.

Una vez que terminas de extraerte la leche, no debe quedarte blanco el pezón ni ningún círculo blanco en la base de este.

Cuando queda muy grande la copa, el espacio entre el pezón y el plástico es demasiado holgado. Hay tablas que establecen la talla adecuada para cada mujer según el diámetro de su pezón. Las puedes buscar en la página de la marca del extractor que estés utilizando o que vayas a comprar.

Algunos tips para las extracciones:

• Siempre masajear previamente. El masaje estimula la secreción de oxitocina, la hormona encargada de que salga la leche. Hay un tipo de masaje linfático que se llama «Therapeutic breast massage» (masaje terapéutico del pecho), muy efectivo para activar la circulación, drenar líquidos y ayudar a que empiece a fluir la leche. Pueden buscarlo con este nombre en internet para que vean cómo hacerlo.

- Estimular la oxitocina mediante imágenes, sonidos y olores: Imágenes de tu bebé, el olor de su ropita, etc.
- Poner música relajante. Crear un ambiente relajante. Esto está comprobado que ayuda a calmar a la mamá y al relajarla fluye mejor la leche. Deben de tratar de no ver el celular o checar los emails, porque, aunque no lo noten, sí eleva los niveles de cortisol.
- Aplicar el sacaleches con el nivel de succión mínima, e ir aumentando hasta el máximo nivel que resulte tolerable. No ponerlo en una velocidad o intensidad que genere molestia.
- Disminuir un poco la succión. La succión no debe doler. Si el dolor es muy alto, aparte de lastimar, inhibe un poco la acción de la oxitocina obteniendo menos leche.
- Cuando el flujo de leche disminuya, puedes parar, hacer masaje y continuar.
- El tiempo total debe ser de unos 30 minutos por sesión; 15 minutos de cada lado si es cada pecho por separado o de 15 a 20 minutos totales si se usa un sacaleches doble.
- Cuando se usa solo sacaleches, recomiendo utilizar al terminar la extracción, la técnica de Jane Morton «Hands on Pumping». El video explicativo lo pueden encontrar en la página de la Universidad de Stanford, y básicamente busca a través del masaje durante la extracción y de una extracción manual al finalizarla, ayudar a vaciar bien los ductos, especialmente de la leche más grasosa y de consistencia más densa que, a veces, los extractores no son tan eficientes en sacar.

CONSERVACIÓN DE LA LECHE

Es importante entender en qué se basan los criterios para establecer los tiempos que dura la leche a temperatura ambiente, en el refrigerador, congelador y hielera, y cómo transportarla. En primer lugar, porque el hecho de que sea aceptable que la leche esté a temperatura ambiente unas 6 a 8 horas, no quiere decir que sea la opción óptima. Y en segundo lugar, porque hay muchas situaciones que no aparecen en las tablas, y en este sentido entender los criterios, nos ayuda a tomar decisiones sobre qué hacer.

Hay dos variables importantes a tomar en cuenta para la calidad y la conservación de la leche:

- **Limpieza:** condiciones de higiene en las que se extrajo la leche (limpieza de las manos, las partes involucradas y el lugar de extracción).
- **Temperatura:** A qué temperatura estuvo la leche y durante cuánto tiempo.

Estas dos variables son básicas para poder decidir la calidad y el estado de una leche, porque tienen una relación directa con la esterilidad y la reproducción de bacterias. Cuando una leche es muy estéril, significa que contiene menor número de bacterias. Esta es la razón por la cual es muy importante lavarse bien las manos y las partes del extractor antes de iniciar la extracción (lavar el pecho no es necesario). De igual forma, la temperatura a la que esté la leche influye en la rapidez con la que se proliferan las bacterias. Mientras más frío sea el ambiente, es mucho más lento o menor la reproducción bacteriana. Lo que sucede cuando comienza a haber proliferación de bacterias, es que los glóbulos blancos presentes en la leche las atacan. Esa es una de las razones por las cuales dura tanto la leche humana.

El atacar bacterias, baja el conteo de estas células tan importantes y los glóbulos blancos están relacionados con el nivel de proteínas de la leche, por lo cual, al bajar el conteo de glóbulos blancos, también baja el contenido de proteína, y a su vez, el de probióticos. Por eso, mientras más estéril sea la leche, dura más y además, tiene mejor calidad.

Si entendemos este concepto, podemos apreciar el hecho de que, aunque es aceptable que la leche esté fresca de 6 a 8 horas a temperatura ambiente (25 grados Celsius aproximadamente), no quiere decir que sea lo óptimo, porque a esta temperatura la proliferación de bacterias es más rápida y, en consecuencia, se van a perder glóbulos blancos en el proceso, y también la proteína y los probióticos van a bajar. Por esta razón, es mejor siempre tratar de manejar la leche según la opción óptima, y si no es posible, guiarse entonces por lo aceptable, ya que finalmente son excepciones.

Por ejemplo, si te extraes en tu casa y no tienes necesidad de dejarla afuera, mejor refrigérala. Muchas veces las mamás la dejan afuera para la siguiente toma que puede ser en minutos, pero también pudiera ser en horas. Es cierto que la leche no se va a dañar, pero lo óptimo, en términos de calidad, es que se refrigere.

Pasa lo mismo con la leche que se guarda en el refrigerador. La recomendación que indica que es aceptable dejar una leche en el refrigerador durante 7 días, está hecha en base a un experimento que se hizo en un laboratorio en condiciones excepcionalmente higiénicas, y además, no se abrió el refrigerador en toda la semana. Estas no son las condiciones reales de una casa, por lo que, idealmente, es mejor no dejar la leche en el refrigerador más de 3 días. Al tercer día los glóbulos blancos están en su punto más bajo y lo ideal es consumirla.

En la temperatura que tiene un congelador no existe proliferación de bacterias, pero lo que no se sabe (hace falta más investigación al respecto) es si las vitaminas, después de tanto tiempo, se pierden o baja su concentración. Esto puede suceder con vitaminas básicas e importantes como por ejemplo la vitamina C. Además, los glóbulos blancos al congelarse, pierden de manera parcial su función protectora. Por estas razones, es mejor no utilizar leche que tenga más de 6 meses congelada, y el tiempo óptimo está alrededor de los 4 meses. Los 12 meses que podrías escuchar, son solo para leches pasteurizadas o que se almacenan en congeladores de «congelado profundo» valga la redundancia.

La Dra. Anne Eglash, autora principal de la última actualización que hizo la ABM (Academy for Breastfeeding Medicine), dice que hay que aplicar un poco la lógica de la comida normal. ¿Le darías con regularidad a tu hijo un pollo que tiene 9 meses o 1 año congelado? Si deja la cena, esperas un rato (1 o 2 horas) a ver si quiere un poco más y luego lo tiras. Si era un plato del que ya estaba comiendo ¿no se te ocurre guardarlo en el refri y recalentarlo para la cena o el desayuno? Pues son los mismos criterios que te pueden ayudar a resolver los dilemas de las situaciones de las que no dice la tabla si sirve o no sirve la leche.

Mientras tanto, recuerda los dos criterios: higiene al extraerse, y cuidar la temperatura a la que está la leche. En mi página www.marialactanz.com viene la transcripción de un podcast de una entrevista a la Dra. Eglash con muchos más detalles sobre el tema. Mientras tanto, aquí les dejo una tablita de la ABM actualizada con algunos tips para la hora de congelar, descongelar y preparar.

Lugar de Almacenamiento	Temperatura	Tiempo Máximo
Temperatura ambiente	16-29 °C	4 horas óptimo 6-8 hrs aceptable mientras haya buenas condiciones higiénicas
Refrigerador	4 °C	4 días óptimo 5-8 días aceptable mientras haya buenas condiciones higiénicas
Congelador	–4 °C	6 meses óptimo 12 meses en congelado profundo y considerando también cómo se manejó la leche desde el principio

Fuente: Protocolo 8 ABM actualizado.

Nota: para bebés prematuros o enfermos los lineamientos son más conservadores.

TIPS:

- Óptimo: dejar que primero se enfríe en el refrigerador antes de congelar. Para descongelar, lo ideal es que sea lento en el refrigerador. Si no se puede no pasa nada, solo es lo óptimo.
- Para descongelar, sumergir el recipiente de la leche en agua tibia, no hirviendo. Esto ayuda a cuidar los nutrientes. Nunca usar microondas.
- Para mezclar la leche, no batas el biberón. Mejor mezcla con cuidado con una cucharita. Esto también ayuda a

proteger los componentes sensibles e importantes que tiene la leche.

- Los contenedores de vidrio son mejores que los de plástico o incluso que las bolsas de plástico. Las bolsas de plástico para la leche deben ser especiales para guardar leche humana, no deben utilizarse de otro tipo. Asegúrate de que los contenedores o bolsas plásticas que utilices sean libres de BPA.
- Guardar la leche en la parte profunda del congelador, si se puede en un contenedor aparte, mejor. Nunca dejar en las puertas.
- Las partes del extractor siempre deben estar bien lavadas con agua y jabón, y secas. No hace falta esterilizarlas.
- La leche fresca siempre es mejor que la leche congelada.

Manejos típicos del caso común

Es muy importante saber que, como digo siempre, es mejor personalizar, ya que en algunos casos lo estándar no funciona bien o hay que hacer ajustes y manejos personalizados.

Lactancia diferida

La lactancia diferida significa sacarse la leche y dársela al bebé en biberón u otra vía, pero sin que la tome el bebé directamente del pecho. Estos casos ocurren cuando hay separación porque el bebé está en UCIN, cuando la madre así lo desea, cuando hay confusión mamila/pecho y rechaza ir al pecho, etc. No importa la causa, el manejo típico común en estos casos es: extracción cada 3 horas por 15 o 20 minutos, con todos los tips que ayudan a la extracción, el extractor correcto y la conservación y el almacenamiento adecuados.

Es importante reiterar que, en muchos casos, hay que hacer cosas diferentes o modificadas o con técnicas mixtas, pero esto ya depende de cada caso en particular. De todas formas, y aunque parezca que es lo obvio hacerlo como se menciona anteriormente, me doy cuenta de que no lo es al recibir a mamás separadas de sus hijos, por 1, 2 o 3 semanas y, al indagar, darme cuenta de que solo se sacaban leche una o dos veces al día. Esta frecuencia no va a tener el resultado esperado o necesario en cuanto a producción. Lo mínimo para iniciar serían al menos 8 veces en 24 horas, que es el planteamiento de cada 3 horas.

Banco de leche

Hay muchas maneras, manejos y propuestas para los bancos de leche. Definitivamente depende de cada caso, del volumen de leche, manejo, tipo de extractor, etc. A mí, particularmente, me resulta una muy buena manera —que aplica a la mayoría de los casos con sus excepciones— la siguiente: Asumiendo que es libre demanda, buscar una toma en la que normalmente el bebé alargue el bloque de ayuno por al menos 2 o 3 horas. En esa toma, darle normalmente y, al terminar (máximo 15 o 20 minutos después, si no es que inmediatamente), poner el extractor de 15 a 20 minutos de los dos lados.

Se saca menos leche que si esperan 1 o 2 horas, pero, se minimiza el riesgo de que la presión del flujo esté disminuida para cuando el bebé pida otra toma con hambre y que se pueda quejar del flujo. Si esto pasa, eventualmente se ajusta, pero los días de ajuste, 3 aproximadamente, pueden ser estresantes y molestos, o incluso derivar en que la madre le dé la leche extraída y ya no la pueda guardar.

A mí me gusta este modelo porque minimiza este riesgo, y si se hace con consistencia en la misma toma todos los días, con el paso del tiempo suele aumentar el volumen de leche extraída Y, en realidad, para el banco de leche ocasional no se necesita tanta leche. Cuando hay exceso normalmente no se usa toda la que se guarda porque se vence.

NUTRICIÓN Y LACTANCIA

(Capítulo revisado por la licenciada en Nutrición, Gabriela Jiménez Arribás).

Como la intención de este libro es justamente que sea fácil de leer, con la información ya digerida y solo la más importante, en este capítulo voy a tocar los aspectos de nutrición más relevantes asociados a la madre lactante. Trataré de hablar acerca de los alimentos sobre los cuales hay más mitos y dudas, y de los que son importantes y fácilmente olvidados.

Alimentos prohibidos

Según el *Core Curriculum for Lactation Consultant Practice*, libro de literatura científica formal, del organismo internacional regulador de la práctica profesional en lactancia IBLC (por sus siglas en inglés), un bebé nunca es alérgico a la leche de su propia madre. El bebé y la mamá comparten 50% del mismo material genético. Nunca se ha documentado respuesta de anticuerpos en el bebé a la leche de su propia madre. Por lo tanto, en los casos en donde existe un diagnóstico de una reacción asociado a sensibilidad o alergias alimentarias, nunca es directamente a la leche. Siempre es a una proteína que pasa al cuerpo del infante a través de la leche, y acaba causando una reacción en el bebé. Esta reacción de sensibilidad o alergia causa inflamación (según la gravedad, porque hay todo un espectro de reacción y grados en este tema), y la inflamación genera molestias digestivas como gases, reflujo, dolor, mucosidad y otros síntomas que son observados por los padres.

Si tomamos en cuenta que el tema de alergias y sensibilidades alimentarias es algo PARTICULAR de cada bebé, niño o adulto, podemos entender porqué no tiene ningún sentido seguir listas generalizadas de alimentos prohibidos. Parte del problema de seguir estas listas es que, en primer lugar, te puedes estar quitando todo lo que no afecta al bebé, y puedes estar dejando algo que sí lo afecta. Muchas de las listas contienen alimentos muy nutritivos, como verduras de hoja verde y vegetales crucíferos que son ricos en micro nutrimentos, y que tú y tu bebé necesitan. Muchos de estos alimentos no están considerados como alimentos alergénicos. Además, hay que saber que, es posible que no se observe ninguna reacción adversa en el bebé aun y cuando la madre coma de todo. De hecho, este caso es bastante común.

Aparte de lo anterior, está por supuesto el aspecto nutricional de la madre, en el sentido de que dejará de nutrirse de todos los alimentos que ya no comerá, (es probable que el esfuerzo sea en vano), además de acabar convirtiéndose en un sacrificio adicional para la mamá, porque a la mayoría de las mujeres les da mucha hambre, y limitar las opciones de lo que puede comer acaba estresándola, y esto es un factor que puede contribuir de manera negativa a la duración de la lactancia.

Estas razones, combinadas claro, con el hecho de que no hay evidencia científica que señale que ciertos alimentos son problemáticos, excepto, probablemente los lácteos bovinos, son la razón principal por la que no se recomienda eliminar alimentos de manera anticipada.

Sobre los lácteos a base de proteína de leche de vaca, solo hay que mencionar que, del pequeño porcentaje que realmente va a presentar un problema de alergias y sensibilidades alimentarias, si hay un porcentaje alto que están teniendo una reacción alérgica a ellos. Por lo cual, es conveniente consumirlos con moderación (la cantidad y calidad del lácteo sí influye) y prestar atención a cualquier reacción que pueda presentarse en el lactante, en cuyo caso, habría que eliminarlos de la dieta. Al final, los productos lácteos convencionales pasteurizados, procesados y no orgánicos son generalmente inflamatorios, lo que además contribuye a la permeabilidad intestinal y en general suelen ser nocivos para el balance y la salud de la microbiota. Los lácteos no orgánicos también son inflamatorios (Jiménez Arribás, 2019).

Relación entre la salud digestiva e intestinal de la madre y del bebé

Este tema puede llegar a ser controversial porque lo que voy a argumentar está basado en información que, aunque científica, es más reciente y es sobre todo reconocida y practicada por doctores funcionales, holísticos y nutriólogos con este mismo enfoque. Soy yo la que, desde mi punto de vista de asesora y entendiendo la fisiología de la producción de leche, veo una conexión directa entre la salud intestinal y digestiva de la madre y la del bebé. Y a pesar de que voy a citar fuentes de una especialista en el tema digestivo e intestinal, que ve la misma conexión que yo y la apoya, la realidad es que esta conexión de la que yo les voy a hablar no está descrita en la literatura científica todavía mientras escribo este libro.

Así que, ya con esta advertencia, me siento más cómoda de explayarme. La hipótesis está más bien basada en entender cómo funciona el tema de las sensibilidades alimentarias en la madre y en consecuencia en el bebé, y no directamente en estudios científicos que hayan explorado esta relación. No al menos hasta este momento.

¿A qué se refiere la permeabilidad intestinal?

Es importante mencionar que el intestino es un órgano con cierto grado de permeabilidad. Esto quiere decir que, es natural y normal que deje pasar ciertas moléculas que el cuerpo pueda absorber. Es la forma en la que pasan los nutrimentos que comemos al torrente sanguíneo. La función de regular la permeabilidad intestinal es responsabilidad de las células que se encuentran en la pared intestinal, pero cuando la mucosa de esta zona se ve afectada, las pequeñas aperturas que hay en esta barrera dejan de ser estrechas como deben de serlo y se hacen más amplias, lo que ocasiona que al torrente sanguíneo pasen compuestos que no hubieran podido pasar si las aperturas entre las células epiteliales de esta barrera se hubiesen mantenido suficientemente unidas. Estos compuestos pueden ser proteínas completas (deberían ser aminoácidos o péptidos pequeños) o que no han sido digeridas apropiadamente, y toxinas y microbios, entre otras cosas, lo cual puede generar una respuesta inmunológica y aumentar los niveles de inflamación en el cuerpo.

Ante estos compuestos «extraños» que el sistema inmune no reconoce —porque no deberían de haber pasado a la sangre en primer lugar— «ataca». Como comemos constantemente, si el intestino está muy permeable, pues también lo va a ser el flujo de estos compuestos que se vuelven nocivos al pasar a la sangre. De este cuadro se generan (y esto sí tiene estudios científicos que lo demuestran) muchos padecimientos autoinmunes, entre ellos las alergias y sensibilidades alimentarias. Y como es un tema muy extenso, yo solo me quiero detener en este punto. Si la madre lactante padece de síndrome del intestino permeable, que es extremadamente común, es muy probable que tenga diversas alergias o sensibilidades alimentarias, aunque no esté consciente de ello.

¿Qué tienen que ver las sensibilidades alimentarias de la mamá con las del bebé cuando es amamantado?

Para responder a esta pregunta voy a empezar citando la respuesta que obtuve a un correo que escribí a un centro de nutrición llamado Nutriwhite, especializado en inmuno-nutrición, con profesionales muy capacitados en el área que se dedican a la investigación en el tema:

*«...si una madre tiene intestino permeable y sensibilidades
alimentarias que no ha manejado, es muy probable que el bebé
también las tenga, porque recuerda que él presenta las defensas que
la madre tiene y estas defensas se desarrollaron en base a las
sensibilidades que presenta la madre, así que, si ella es sensible al
gluten (por ejemplo) y tiene un intestino permeable, las
probabilidades de que el bebé también lo padezca son muy altas,
porque al exponerse a esta proteína, su respuesta inmunológica en
gran parte es la heredada por la madre. Por ello para«curarlo»
debes curarte primero cuidando tu alimentación».*

(NUTRIWHITE, 2017)

En efecto, la leche se hace en base a los compuestos de la sangre de la mamá. Esto quiere decir que los agentes inmunitarios que tenga la madre en su sangre van a ser los que van a pasar al bebé. Y esto, definitivamente es bueno, porque protege al bebé, pero debemos hacer consciente lo importante que es cuidar de nuestra salud porque, mientras más sanas y fuertes estemos, más vamos a beneficiar al bebé a través de nuestra leche. Mamá y bebé son un ecosistema. Por lo que tener una dieta nutritiva y saludable es vital.

Las sensibilidades y alergias alimentarias están relacionadas a una respuesta del sistema inmune, a una proteína que entra a nuestro torrente sanguíneo. Por lo tanto, la «reacción» de nuestro sistema frente a una proteína es información que pasamos por medio de nuestra leche al bebé. Como los compuestos de la sangre acaban en la leche es posible que una proteína, a la cual la madre es sensible, y que comió y acabó en su sangre, también acabe en su leche y, como tiene nuestra información inmunitaria: el bebé también reacciona. Esta es una primera vía. Una segunda es que los compuestos de la sangre también acaban en la leche. Por lo tanto, si pasó a esta una proteína completa o mal digerida, o compuestos que generen reacciones inflamatorias, están sujetos a llegar a la leche y, en un bebé propenso, generar distintos grados de reacciones.

Esta reacción que, en la mayoría de los casos, no es evidente en la madre (depende de la severidad de la sensibilidad), puede ser muy evidente en un bebé pequeño por su inmadurez y este reaccionará a la proteína generando inflamación, y la inflamación puede producir dolor, molestias, gases, reflujo, etc., dando la impresión a la madre de que algo «le cayó mal». En los casos más agudos, incluso hay manifestaciones cutáneas y evacuaciones con sangre.

Así que, primero, no es que le haya «caído mal», sino que tuvo una reacción de sensibilidad o alergia. Segundo, no es igual para todos los bebés por todo lo ya explicado anteriormente y que apoya el punto inicial de este capítulo de porqué las listas de alimentos prohibidos generales no funcionan. Y, en tercer lugar, y es con lo que quiero que se queden, es que tiene una relación directa con la salud intestinal de la mamá: todo en el cuerpo humano está conectado. La mamá y el bebé son un solo intestino, una solo microbiota y existe una relación directa entre lo que está pasando entre la mamá y el bebé (Mariana White, 2018).

Hay que verlo como un ecosistema. Mamá y bebé son un ecosistema. Y hay que percibirlo como tal. Al entender este aspecto de la lactancia, y la relación que existe entre la salud de la madre y lo que observamos en el bebé, es entonces más fácil entender la importancia de cuidar la salud intestinal.

Recuerda entonces, cómo elijas cuidar de tu salud intestinal y digestiva durante el embarazo y durante la lactancia, ayudará a minimizar este tipo de problemas en tu bebé.

Ahora bien, hay casos en los que el bebé puede tener una especie de intolerancia que es distinta a una alergia, porque la intolerancia es un tema enzimático y es causada por un mal manejo de la lactancia, como restringir tomas o la sobreproducción, que hace que se cree un desbalance en la ingesta del lactante entre la primera leche, rica en agua y lactosa (*foremilk*), y la segunda, más grasosa (*hindmilk*). Esto da como resultado una sobre ingesta de lactosa que se deriva a la intolerancia diagnosticada. Y, aunque esta no está relacionada directamente a la nutrición de la madre, sí lo está a la del infante, y es un problema común, por lo que aprovecho de hacer esta mención.

DIETA, EJERCICIO Y LACTANCIA

Dieta

Con mucha frecuencia las mamás quieren perder peso dentro del período de la lactancia. Es común que estén acostumbradas por el embarazo, a comer muchas calorías y probablemente azúcar, harinas refinadas y otros alimentos procesados y no saludables que son los que no les han permitido adelgazar, o incluso les han hecho engordar. Para intentar bajar de peso recurren a dietas de lactancia que en muchos casos están lejos de serlas, o en otros casos buscan ayuda profesional de una nutrióloga. Cuando la dieta es restrictiva, especialmente en su contenido de carbohidratos, muy frecuentemente el resultado es una baja en la producción de leche. Y entiendo que esto no pasa en todos los casos, es un tema de bioindividualidad y metabolismo y cada quien puede responder diferente, pero en mi práctica, sí es algo que veo con mucha frecuencia.

Parte de mi trabajo como consultora de lactancia es servir como una especie de detective para tratar de identificar la causa del problema que se esté presentando. Cuando una mamá que tenía una producción de leche estable, con un bebé que está creciendo y engordando, me dice que le bajó su producción, en primer lugar, checo los indicadores confiables para ver si es una baja percibida o si es real. Si no es real, ayudo a la madre a descubrir cuál puede ser el verdadero problema que está siendo mal interpretado como baja en la producción. Si sí es real el problema, entonces me dedico a tratar de dar con la causa. Es frecuente que, en la investigación, después de haber descartado el resto de las posibles causas, llegamos a los cambios en la dieta, y coincide que la baja de producción empezó justo con el cambio en la alimentación. Una vez que especulamos que es posible que esa sea la causa, el plan es soltar la dieta restrictiva (normalmente aconsejo seguir el tipo de menú y alimentos sanos sugeridos, pero sin limitar cantidades, especialmente en lo que se refiere a carbohidratos saludables, y sin que se queden con hambre) y en la gran mayoría de los casos se resuelve el problema y la producción regresa a su normalidad.

¿Qué está pasando entonces?, ¿por qué estoy teniendo constantemente una experiencia de carácter anecdótica que no concuerda con la literatura científica? Pues es justo la misma pregunta que yo me hago constantemente.

Para empezar, creo que hace falta mucha más investigación científica en esta área. Creo que la literatura que especifica que no importa la fuente de las calorías que come la madre, no es precisa. Creo que no prestar atención a la cantidad o el porcentaje de la cantidad de carbohidratos que debe de consumir la madre, es parte de la causa y el por qué las madres, aun y cuando hacen dietas de lactancia diseñadas por nutricionistas profesionales, empiezan a manifestar problemas en su producción. Sé que no son todos los casos, y no tengo la base científica para hacer esta observación más que mi experiencia con las mamás lactantes, por eso estoy siendo clara de que esto es mi observación, pero creo que es importante investigar y profundizar más en el tema.

En la literatura científica de lactancia, está establecido que usualmente no se prescribe un número de calorías específico para la madre lactante (IOM Food and Nutrition Board, 2015) y que la recomendación de consumir unas 500 calorías extras por día, durante los primeros 6 meses, es solo un rango estimado que va a depender de los depósitos de grasa de la madre y las comidas consumidas (Butte et Al, 2001). La recomendación general, que puede ser ajustada por un nutricionista profesional dependiendo de la paciente, está alrededor de las 1,800 y 2,400 calorías diarias. Sin embargo, hay que tomar en cuenta que hay variaciones en el total de onzas producidas al día entre una madre y otra, así como factores relacionados al metabolismo de cada quién y su actividad física, entre otras. Estas variaciones individuales que están relacionadas a su producción de leche y, por ende, a cuántas calorías quema al día (mientras más leche produce más calorías quema), además de las variaciones metabólicas, (el índice de grasa y muscular se puede calcular con pesas especializadas), son otros de los factores importantes que creo influyen en que una dieta específica afecte la producción a pesar de cumplir con la recomendación general de las 1,800 y 2,400 calorías diarias.

Ahora bien, una de las características más comunes de las dietas diseñadas para perder peso es que sean de baja carga glucémica. Esto quiere decir que el contenido de carbohidratos es limitado con la intención de que los niveles de glucosa no estén muy elevados en la sangre, no suban los picos de insulina y la paciente pueda empezar a quemar grasa y perder peso. Sin embargo, entre las recomendaciones básicas que se pueden encontrar en libros de literatura científica de lactancia, está establecido que cada sistema de órganos tiene un nutriente que prefiere como su principal fuente de energía. En general se recomienda que, para madres lactantes, el consumo de carbohidratos sea de aproximadamente 210 gramos, lo que representa entre el 45 y el 65 % de la ingesta calórica diaria (*Core Curriculum for interdisciplinary Care*, 2019). La dieta de una mujer lactante debe de estar en el rango de los 50 a 55 % de carbohidratos (mayoritariamente de lenta absorción o complejos), 12 a 15 % de proteína (0.8 gramos por kilogramo de peso aproximadamente) y 20 a 30 % de grasas (buenas). (Mozaffarian et al., 2006).

La sutileza en esta información es que la dieta anteriormente descrita, es la óptima para una madre lactante, pero no necesariamente para una que quiere perder peso. Sin embargo, cuando la dieta es limpia y nutritiva, normalmente es desinflamatoria y este hecho, aunado a no comer alimentos procesados, azúcar, harinas, exceso de lácteos entre otros, normalmente facilita de manera natural que la madre pierda peso. Entiendo que hay excepciones, pero esto es cierto para la mayoría de las mujeres.

¿Por qué?

Como nadie habla de esto, al menos nadie que yo haya leído, y sabrás que he buscado, yo voy a especular sobre las razones de por qué es importante no bajar la cantidad de carbohidratos consumidos naturalmente por la madre: porque es lo que más se les antoja o les pide el cuerpo (y por una buena razón). Y voy también a argumentar que esta, en mi opinión, es la razón principal por la que, una madre que hace una dieta diseñada para que pierda peso, de baja carga glucémica y que limita la ingesta de carbohidratos, empieza a tener problemas en su producción.

Sobre la composición de la leche

En general la leche se clasifica en dos grandes tipos. La primera leche, conocida en inglés como *«foremilk»* es particularmente rica en agua y lactosa, normalmente sale en un flujo más fuerte y rápido y representa un porcentaje muy importante del volumen total de leche. Esta primera leche «contribuye de manera importante al volumen total producido». El principal carbohidrato en la leche humana es la lactosa. La composición de la lactosa es: galactosa más *glucosa*. Para el proceso bioquímico de sintetizar la lactosa, el cuerpo utiliza en parte, glucosa presente en el torrente sanguíneo de la madre. El aumento de lactosa secretado en las células atrae agua por osmosis y directamente afecta el volumen de la leche. Esto es, la lactosa y el agua afectan el volumen total de leche.

Si lo analizamos, podemos entender porqué el agua juega un papel tan importante en la producción de leche. La leche humana es 87 % agua aproximadamente. La «*foremilk*» es rica en agua, por lo tanto, es importante que la madre cubra de manera adecuada sus necesidades de agua. Pero si nos fijamos, también hay otro componente clave: la lactosa, que son los azúcares naturales de la leche, los carbohidratos; la *glucosa*. Es decir, la madre también debe cubrir esta necesidad de tener suficiente glucosa en su sangre para, a su vez, cubrir las necesidades energéticas de su cuerpo y, además poder cubrir el porcentaje de lactosa que necesita la primera leche que, como dijimos, le da mucho volumen.

Mi hipótesis es que, cuando la madre hace una dieta diseñada para bajar de peso, aunque se toman en cuenta las calorías mínimas requeridas, se diseña de tal forma que tenga baja carga glucémica con la intención de que lo logre, y esto hace que, una vez cubiertas sus necesidades energéticas, haya un déficit para las necesidades de la lactosa que lleva la leche, resultando en menor cantidad de estos azúcares y, en consecuencia, se genera un volumen menor de leche. Es el equivalente a lo que sucedería si la madre estuviera deshidratada. No hay suficiente agua, y, por lo tanto, se afecta el volumen total de leche. Esta explicación no sale en la literatura científica, pero es mi deducción en base a lo anterior.

Hagan ustedes su análisis.

La segunda leche es alta en grasa, pero menor en volumen y sale más despacio. Esta leche no se ve afectada por una dieta de bajo índice glucémico. Sin embargo, aunque no se afecte la segunda leche (*hindmilk*), al afectar el volumen de la primera (*foremilk*), sí se afecta el volumen total de leche.

Con todo esto, quiero establecer mi punto de vista con respecto al agua y la glucosa: son igual de fundamentales estos dos componentes. Así como es importante hidratarse, también es relevante tener suficiente glucosa circulante para cubrir las necesidades energéticas del cuerpo y las de la lactosa que lleva la leche. Ahora bien, una vez que la madre está hidratada y tiene suficiente glucosa circulante, tomar más agua o comer más alimentos que eleven aún más la carga glucémica, no va a hacer diferencia en el aumento de la producción. Por lo tanto, hay que recordar que lo importante es hidratarse (3 a 4 litros) dependiendo de los factores individuales de cada madre y de su producción, pero no hay que sobrehidratarse, porque hacerlo, no va a tener ninguna incidencia sobre el volumen total de leche. De la misma manera, hay que mantener niveles adecuados de glucosa en la sangre para cubrir las necesidades que acabo de describir, pero, el comer más carbohidratos o azúcar de lo necesario, tampoco va a resultar en más leche. Quizá justo a esto se refieren en la literatura científica cuando establecen que, el consumo de carbohidratos, no afecta el volumen total de leche.

Si se fijan, hay una incongruencia entre sugerir los porcentajes diarios de ingesta de carbohidratos para una madre lactante (elevados) y luego establecer que el volumen total no se ve afectado por la fuente de la caloría. Y esto se da, a mi parecer, porque una vez cubierta la necesidad mínima (como en el caso del agua) no hace diferencia que se consuman más carbohidratos en la producción total. La clave es el punto justo, y este punto, normalmente se alcanza tomando en cuenta la sed de la mamá, y comiendo alimentos saludables, enteros y no procesados de los tres grupos de macronutrientes, satisfaciendo el apetito de la mamá.

Mi conclusión es que la fuente de las calorías en una mamá que amamanta SÍ es importante. Limitar carbohidratos, especialmente en una madre que está acostumbrada a consumirlos, creo que es riesgoso. La alternativa es seguir una dieta balanceada y nutritiva sin limitar carbohidratos saludables ni sus porciones. Con eliminar azúcar, harinas refinadas, comida procesada y chatarra, el peso no debería de ser un problema. Es una buena idea ir con una nutrióloga para recibir un plan de alimentación balanceado y nutritivo, que ayude a la mamá a sentirse mejor, estar más saludable, más enérgica y a tener cubiertos sus depósitos de vitaminas y minerales, pero siempre buscando que el plan de alimentación no sea restrictivo en cuanto a las porciones y los carbohidratos.

Y la realidad es que siempre va a haber un momento para hacer dieta, adelgazar y verse mejor y hacer otras actividades, pero la lactancia solo tiene un lugar en el tiempo. Si se afecta tu lactancia por una dieta tendrás a un bebé que no va a volver a tener la oportunidad de ser amamantado.

La licenciada Gabriela Jiménez, quien me ayudó a revisar este capítulo, justo me dijo que no podía estar más de acuerdo con esta idea. En sus propias palabras: *Así como les decimos a los niños que disfruten su niñez y no traten de ser grandes antes de tiempo, así debemos de decirles a las mamás que disfruten su maternidad y su lactancia, y no traten de apresurar su paso.*

Mientras que puedas, amamántalo, siempre vas a tener la oportunidad de hacer la dieta después y perder peso. Creo que este pensamiento nos da perspectiva a la hora de tomar una decisión. Y sí, ve con una nutrióloga si quieres, pero para que te dé una guía de cómo comer saludable y nutrir tu cuerpo.

Ejercicio y lactancia

Está establecido que una madre puede hacer ejercicio sin que repercuta en que haya una baja en su producción de leche. Sin embargo, si el bebé rechaza el pecho inmediatamente después de que la madre ha hecho ejercicio extremadamente intenso durante más de una hora, se sospecha que podría ser por los altos niveles de ácido láctico. Aunque esta teoría ha sido refutada por algunos estudios (*Lovelady*, 2011; Wright et al., 2002).

Mi hipótesis de porqué un bebé puede rechazar el pecho o se quite de este enojado está relacionado más bien con el volumen total de leche y el flujo con el que sale. Yo sostengo que, con el ejercicio, pasa algo similar a lo que sucede con la dieta: Es un tema de glucosa.

Cuando hacemos ejercicio lo primero que quemamos, la mayoría de las personas, es glucosa. Es la fuente de energía que siempre busca primero el cuerpo. Al quemar la glucosa, y no reponerla antes de darle la siguiente toma al bebé, es posible que haya un déficit que cause bajos niveles de lactosa en la leche dando como resultado un volumen final menor al que normalmente es producido. Esta es una experiencia muy común, y creo que es la razón por la cual existe el mito de que hacer ejercicio baja la producción. Y, además deshidrata... y si no se reponen los líquidos con la velocidad adecuada, va a faltar agua, y esto es otro factor que se suma a la baja percibida y real en la producción y al «enojo» del bebé cuando lo ponen al pecho en esta circunstancia.

La solución no es dejar de hacer ejercicio, la solución es comer un snack justo antes de empezar. Puede ser una fruta, un puño de almendras, frutos secos o alguna fuente con contenido de carbohidratos saludables que el cuerpo pueda convertir en glucosa circulante y luego en lactosa. También puede ser ¼ de taza de jugo de naranja con ½ taza de agua, agua de coco o alguna bebida similar que se tome durante el ejercicio para hidratar y proporcionar glucosa circulante para que el cuerpo utilice durante el ejercicio.

Aspecto nutricional

Como ya vimos, el perfil de micronutrimentos en la leche se puede ver afectado por la calidad de la dieta de la madre. Pero, aunque la dieta de la madre no sea perfecta, y aun teniendo deficiencias nutricionales, la leche materna sigue siendo por mucho el mejor alimento para el bebé.

Es verdad que una madre con deficiencia en vitaminas y minerales importantes pudiera tener una deficiencia de algún nutriente en su leche. Algunos nutrientes se ven afectados con mayor facilidad que otros, y por eso es importante decir que vale la pena comer bien, comer saludable y variado. Pero incluso, si no lo hicieran, la leche humana sigue siendo la mejor opción para sus bebés.

Con respecto a los macros, el tipo de grasa, mas no la cantidad de esta en la leche, está influenciada por la dieta de la madre. Esto quiere decir que, aunque la madre lleve una dieta baja en grasa, si tiene depósitos adecuados de grasa en su cuerpo (arriba del 18%), debe de proveer suficientes grasas para la leche de su bebé. Sin embargo, la calidad de las grasas que coma, sí va a determinar la calidad del perfil total de grasas. Por eso es importante que la madre consuma grasas buenas. (Mannel, Martens, Walker 2013).

Lo anterior quiere decir que, si los macros de la dieta de la madre son los adecuados, pero no son de buena calidad, va a haber suficiente leche, pero es posible que el perfil de las grasas no sea el óptimo o que pueda haber alguna deficiencia de vitaminas. Por esta razón, sí es importante que la madre coma nutritivo y saludable. No hacerlo no afectará su producción, pero sí podría afectar la calidad de su leche.

Suplementos

Durante la lactancia, la necesidad de algunos nutrimentos aumenta, pero también lo hace el volumen total de la comida que ingiere la madre. Tomar un multivitamínico es frecuentemente recomendado. Los suplementos no deben exceder la recomendación de dosis diaria (RDI por sus siglas en inglés) por más del 20% porque algunas vitaminas se pueden acumular en el tejido y causar toxicidad (IOM Food and Nutrition Board, 2005).

Por lo tanto, seguir tomando un multivitamínico no debe causar ningún problema, pero hay que tomar en cuenta que la biodisponibilidad de estos suplementos es limitada por lo cual, la madre debería de intentar sacar los nutrientes de su dieta y no apoyarse solo en un suplemento. Si la madre come adecuadamente, no deberían de faltar nutrientes en su leche. Son los siguientes micronutrientes en la leche humana los que se ven afectados por un nivel bajo en la madre: tiamina, riboflavina, vitamina B6, vitamina B12, vitamina D y A, y selenio. (Mannel, Martens, Walker et al, 2013).

Sin embargo, cuando la madre come nutritivo y saludable, la leche no debe tener deficiencias. Los únicos nutrientes que son difíciles de obtener de la dieta son:

- La vitamina D, que está baja en una parte importante de la población, y por lo tanto se recomienda que se suplemente en las madres lactantes. La vitamina D se absorbe mejor en un suplemento de D3 en cápsulas de gel o gotas.
- El DHA, específicamente 1.3 gramos de DHA es recomendado (IOM Food and Nutrition Board, 2005) para mujeres lactantes.
- Los probióticos. Es uno de los descubrimientos más recientes en referencia a la importancia del microbiota y cómo contribuyen a la salud intestinal, inmunología, activación y desactivación de genes entre muchas otras cosas. Se vincula un poco a lo que planteé antes sobre la salud intestinal de la mamá y la salud digestiva e intestinal del bebé. Se transfieren los probióticos del intestino de la mamá al bebé a través de una vía linfática que se llama ruta enteromamaria. Hay dos cepas que específicamente tienen evidencia de que ayudan a fortalecer la microbiota mamaria. Estas cepas son el *lactobacillus fermentum* y el *lactobacillus salivarius*. Lo ideal al consumir probióticos es hacerlo de la mano de un profesional en nutrición, para personalizarlos dependiendo del paciente y su caso.

Hay que considerar que estos 3 son los suplementos más importantes de tomar mientras una madre está lactando. Si además se quiere tomar el multivitamínico, está bien, la tierra de hoy en día es mucho menos rica en nutrientes y esto tiene un impacto en la comida con la que nos alimentamos entre otros factores que nos afectan y de los que nos vemos beneficiados al suplementarnos todos, no solo las madres lactantes.

Cafeína

Según el *Core Curriculum for Lactation Consultant Practice*, la cafeína ingerida por la madre en cantidades menores a 300 miligramos al día, no debería de causar problemas para la mayoría de los infantes porque la dosis de cafeína que reciben a través de la leche es de aproximadamente 0.96 % a 1.5 % de la dosis maternal (Hale, 2010). El café tiene entre 80 y 100 miligramos de cafeína por una taza de 8 onzas. Los tés negros y verdes tienen entre 30 y 60 miligramos de cafeína por cada taza de 8 onzas. Las teobrominas presentes en el chocolate, así como la cafeína pueden tener un efecto similar de estimulación sobre el sistema nervioso central. Aunque a la mayoría de los bebés no les afecta. Tomando en cuenta que cada bebé es más o menos sensible, y la teoría de la bio individualidad, hay que estar atentos a síntomas de sensibilidad a estos componentes en el bebé que se pueden manifestar en forma de irritabilidad y falta de sueño.

Hierbas y tés de hierbas

Las hierbas y plantas utilizadas con fines culinarios, para comidas comunes y en porciones sin alta concentración no representan riesgo para la madre lactante o el bebé. Sin embargo, en muchas culturas, incluyendo la mexicana, los tés de hierbas son utilizados como galactogogos para ayudar a aumentar la producción de leche.

En primer lugar, es importante decir que la evidencia científica de la vasta mayoría de los galactogogos farmacológicos no es muy sólida. Sin embargo, el té Ixbulac por ejemplo, sí tiene evidencia, sobre todo de estudios hechos para tésis de grado universitarias, artículos de universidades prestigiosas y otras fuentes del estilo. De las hierbas, solo se mencionan en la literatura formal al fenogreco, el hinojo y el cardo mariano entre las más populares (Wamback, Rioirdan, 2016). Pero, la evidencia no es muy fuerte y el fenogreco y el hinojo en especial, tienen riesgo de algunos efectos secundarios (no graves). Seguramente hay más estudios sobre algunas otras hierbas, pero aquí yo hablo de la literatura formal. Quizá la excepción, por la solidez de la evidencia entre los galactogogos botánicos, es la planta india o «superfood» moringa oleifera. Esta tiene evidencia científica bastante sólida.

Resumiendo, la evidencia para validar la efectividad de los galactogogos botánicos es muy limitada. Una revisión de Cochrane, organización que reúne a investigadores voluntarios de ciencias de la salud de todo el mundo, encontró que la evidencia de la eficacia de los galactogogos botánicos orales era de muy baja calidad. Los estudios favorecen la teoría de que es más bien un tema de efecto placebo. Lo que realmente ayuda a aumentar la producción es el vaciado frecuente y eficiente y no el tomar galactogogos, incluso farmacológicos, que no brindan ninguna mejoría.

En caso de que la madre decida utilizar hierbas o tomar tés de hierbas es importante tener cuidado con algunas como chaparral, consuelda, camedrio, poleo y caulófilo azul, porque han sido reportados casos en donde causan problemas en el infante (Lawrence et al., 2005; Riordan, 2010). El epazote también produce contracciones intestinales (Jiménez Arribás, 2019). La página española www.e-lactancia.org es una excelente herramienta para revisar la compatibilidad de hierbas y medicamentos en la madre lactante.

Alcohol

El consumo desmedido del alcohol puede representar un riesgo para el infante que se amamanta de la madre que lo ingiere. Sin embargo, para quienes quieren conocer los detalles sobre el alcohol y la lactancia, porque quieren saber qué y cómo hacer en caso de consumirlo, la siguiente información puede ser de ayuda. Esto es solo de carácter informativo, la interpretación y usos que se deriven de esta información es responsabilidad única y exclusivamente de quien lo lee y lo aplique.

En el *Core Curriculum for Lactation Consultant Practice*, se establece que las altas dosis de alcohol pueden inhibir el reflejo de eyección de la leche. Dosis mayores a 2 gramos por kilo puede ocasionar un bloqueo total del reflejo de eyección (Breslow et al., 2007; Chien et al., 2009). Sin embargo, esta misma cantidad va a tener un efecto distinto en el nivel de alcohol en la sangre, dependiendo de múltiples factores como por ejemplo la masa muscular de la madre, el porcentaje de grasa corporal, si lo consumió con el estómago vacío, mientras comía o después, cuánto tiempo tenía sin tomar, qué tan rápido se lo tomó, etc. Por lo tanto, es posible que cantidades menores a las mencionadas afecten de manera negativa a la madre porque pueden aumentar el nivel de alcohol en la sangre. Hay que ser sensatas y tener algo de «sentido común» entendiendo cómo funciona el tema del alcohol con la lactancia.

Los picos de alcohol suceden a los 30 o 60 minutos de la ingesta en un estómago vacío. Y a los 60 o 90 en un estómago con comida, aquí sube menos el nivel y más lentamente. Metabolizar el alcohol toma entre 1.5 a 2 horas por onza en el adulto. Para la madre promedio esto significa que, si toma una cerveza, una copa de vino o una onza de alcohol debería de esperar 2 horas, una vez que termina de consumir su bebida, para volver a amamantar a su bebé. Si se toma dos bebidas alcohólicas, pues tendrá que esperar 4 horas. Esto en línea general, pero puede variar dependiendo de los factores bio individuales.

El contenido de alcohol en la leche es menor al de la sangre y, además se reduce en la medida en que el contenido de alcohol baja en la sangre. El mecanismo es el siguiente: La madre ingiere alcohol, el alcohol pasa más o menos rápido a la sangre dependiendo de los factores anteriormente mencionados (si tiene comida en el estómago, hidratación, factores bio individuales, etc.) y parte de lo que está en el torrente sanguíneo entra a los compartimientos donde está la leche. El cuerpo de la madre empieza a metabolizar el alcohol rápidamente (lo considera una toxina) y, cuando baja el nivel de alcohol en la sangre, el cuerpo lo detecta y entonces, el alcohol que está en el compartimiento de la leche, se excreta de regreso a la sangre para que la madre lo termine de metabolizar. Por esta razón, si se deja transcurrir el tiempo necesario, se puede dar el pecho sin necesidad de sacarse la leche y tirarla. En caso de que sean más las bebidas seguramente el pecho se llenará y habrá que vaciarlo y tirar esa leche antes de que haya transcurrido el tiempo necesario para poder lactar.

La recomendación general si se va a beber alcohol, es tomarlo en poca cantidad, con menor grado alcohólico, con comida en el estómago y no tan rápido, y, asumiendo que la madre no consumió demasiado, esperar alrededor de 2 horas para que baje el nivel en la sangre y ya pueda darle pecho al bebé.

Es importante saber que, cuando baja el alcohol en la sangre, baja en la leche. Mi recomendación es hablarlo con sus pediatras.

Cigarro

Metabolitos de cigarro han sido encontrados en infantes que viven en un ambiente en donde se fuma. Las madres deben de ser aconsejadas de no fumar durante la lactancia. Sin embargo, si persisten en fumar, es mejor que sigan amamantando por los efectos protectores de la lactancia, a que dejen de lactar por seguir fumando. Los beneficios sobrepasan los riesgos o, dicho de otra forma, un bebé de una madre fumadora necesita los efectos protectores de la leche materna aún más, y, especialmente, con respecto a enfermedades de las vías respiratorias.

Las madres deben tratar de no fumar cerca de sus bebés porque esa exposición es especialmente nociva. Si deciden fumar, deberán saber que el pico de nicotina alcanza sus niveles más altos durante las 2 primeras horas, por lo cual, esperar este tiempo después de haber fumado para volver a dar leche al bebé es prudente. Al igual que con el alcohol, no es necesario sacar y tirar la leche una vez transcurrido ese tiempo.

(Fuente general de la información: *Handbook for physicians*, 2013).

Marihuana, Marijuana

La marihuana está completamente contraindicada durante el período de lactancia. El *cannabis sativa* es una planta de la familia cannabacea, rica en cannabinoides y contiene muchas sustancias dentro de las cuales las más conocidas son el THC y el CBD. El THC es el componente psicoactivo que produce efectos en el sistema nervioso y crea el efecto de alterar el estado de conciencia en quien lo consume.

La molécula THC que tiene el cannabis en altas concentraciones tiene efectos psicotrópicos y tiene una característica que es que es altamente liposoluble. Esta característica de alta liposolubilidad hace dos cosas. En primer lugar, permite que pase de una manera muy fácil a la leche materna y por esta razón se excreta en altas cantidades; y, en segundo lugar, se acumula en el tejido graso de la mamá, y durante todo el tiempo que está acumulado en el tejido graso se va a seguir liberando en la leche materna, ya que pasa con facilidad. Los estudios científicos han encontrado que, tras un solo consumo, todavía se pueden encontrar restos de THC tanto en las muestras de leche, como en las evacuaciones, durante al menos 3 semanas después del consumo. El rango general está entre 3 a 6 semanas.

Una vez que pasa al sistema del bebé, vía la leche materna, hay que pensar que todos los efectos psicotrópicos que el THC va a tener dentro del cuerpo del bebé, en su cerebro delicado, vulnerable y en desarrollo. Los efectos adversos sobre el neurodesarrollo, lo neuro conductual, el neuro motor, etc., del bebé y más consecuencias negativas, han sido descritas y documentadas en muchos estudios científicos. Estas moléculas al entrar al sistema del bebé, también se van a acumular en su tejido graso, va a tardar en eliminarlas y, uno de los órganos que tiene un alto contenido graso es, precisamente, el cerebro.

Todo lo anterior quiere decir que, con la marihuana, no hay manera de hacer un truco como en el caso del alcohol, al menos de que estuviéramos considerando suspender la lactancia por lo menos 1 mes tras un solo consumo, por lo cual, está contraindicado su uso durante el período de lactancia.

Sobre el CBD concretamente, no hay suficientes estudios en la actualidad. La falta de investigación y evidencia alrededor del CBD y la lactancia, aunado al hecho de que la sustancia también es liposoluble y sí se excreta en la leche materna, no permite que los organismos como la AAP, la FDA o la ACOG permitan o avalen el uso de estos productos mientras la madre está en período de lactancia. Si no podemos estar seguros de que no van a haber efectos nocivos, es mejor evitarla.

Sobre las semillas de Hemp, sí se hizo un estudio reciente y la FDA aprobó su uso en alimentos para el público general y madres embarazadas y lactantes.

IV
ASPECTO EMOCIONAL DE LA LACTANCIA

«Hay algo más poderoso que el libre albedrío: el inconsciente».

Primer obra

Se abre el telón:
> *La escena presenta a un bebé en brazos succionando el pecho. Relajado, plácido. La madre está en una mecedora.*

Se cierra el telón. Se abre el telón:
> *La escena presenta a un bebé en brazos recostado sobre el pecho. Relajado, plácido. La madre está en la sala.*

Se cierra el telón. Se abre el telón:
> *La escena presenta a un bebé en brazos recostado sobre el pecho. Relajado, plácido. La madre está en la cocina.*

Se cierra el telón. Se abre el telón:
> *La escena presenta a un bebé en brazos succionando el pecho. Relajado, plácido. La madre está en el parque.*

Se cierra el telón. Se abre el telón:

La escena presenta a un bebé que llora desconsolado. Está en una sillita mecedora enfrente de su mamá mientras ella se viste y arregla. La mamá se nota estresada tratando de terminar, mientras lo mece con el pie de manera intermitente. Lo toma en brazos. Le da el pecho. El bebé se calma.

Se cierra el telón.

¿Cómo se llama la obra?

«Todas las necesidades del bebé se satisfacen en su mamá».

Segunda obra

Se abre el telón:

La escena presenta a una mamá en la cama durmiendo, y despertando con cara de agotamiento frente al llanto de su bebé.

Se cierra el telón. Se abre el telón:

La escena presenta a una mamá haciendo ejercicio frente a una pantalla, y teniendo que parar para amamantar a su bebé que llora.

Se cierra el telón. Se abre el telón:

La escena presenta a una mamá en la computadora tratando de escribir y consultando un libro, mientras amamanta a su bebé.

Se cierra el telón. Se abre el telón:

La escena presenta a una mamá hablando por teléfono explicando que no puede salir a cenar con amigas, porque tiene que cuidar a su bebé que está en brazos.

Se cierra el telón. Se abre el telón:

La escena presenta a una mamá tratando de meditar para bajar el estrés. La sesión se interrumpe con el llanto de su bebé. Lo toma en brazos. Lo amamanta.

Se cierra el telón.

¿Cómo se llama la obra?

«La madre tiene muchas necesidades que no se satisfacen en la relación con su bebé».

Análisis de las obras

El análisis de estas obras es relevante porque nos ayuda a ver cómo todas las necesidades del bebé chiquito se satisfacen en su mamá. En sus brazos, en su pecho, en el contacto físico y todo lo que esto conlleva. Y al mismo tiempo, nos ayuda a apreciar cómo, por otra parte, las necesidades que tiene la mamá están lejos de satisfacerse solo en su bebé. La madre tiene necesidades relacionadas a su bienestar físico (sueño, alimentación, ejercicio, cuidados personales), a su vida laboral, social, matrimonial, espiritual y más áreas, las cuales necesita satisfacerlas fuera del contacto con su bebé en buena parte de las ocasiones. El bebé no. Una perspectiva de ver esto, quizá extrema es llamarlo: *incompatibilidad.*

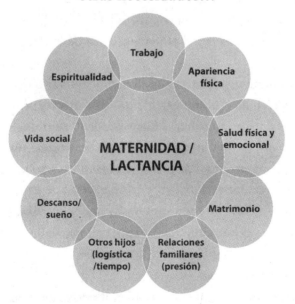

Para la mamá hay muchas
otras necesidades…

Si regresamos al tema de la incompatibilidad, creo que sí es un poco extremo el concepto, así como también lo es hablar de un desequilibrio entre las dinámicas que tendrían que ocurrir para satisfacer las necesidades de ambas partes, pero justamente el objetivo es resaltar este tema de las necesidades y cómo se mueven en una relación mamá/bebé. Debemos reflexionar sobre las decisiones que se toman, cómo y porqué se hacen sobre la búsqueda del balance, las emociones negativas por parte de la madre la prueba y error, el error tras error... Es sencillamente una etapa que se mantiene a lo largo de la maternidad con ciertos cambios que supone retos importantes.

El manejo que la madre de un bebé pequeño haga de estas situaciones afecta de manera directa y profunda las dinámicas de la lactancia. Una afectación en la parte técnica de la misma, puede ocasionar problemas que, de no resolverse, acaban en destete.

Pero noten el orden: lo que ocurre en términos de la dinámica de atender las necesidades de ambas partes, lo que ocurre en la relación mamá/bebé y todo el tema de parentalidad que envuelve estos aspectos, es, en una buena medida y en un buen número de casos, lo que está afectando la parte técnica de la lactancia, y no al revés.

En esta parte del libro vamos a buscar explorar todos los aspectos que influyen en el comportamiento de la madre, primero, desde el punto de vista psicológico, y luego desde el neurológico y físico, para podernos dar una idea más profunda de porqué sus necesidades físicas, emocionales y de estilo de vida afectan su pensamiento, emociones y conducta.

Entender esto, en conjunto con lo que ya sabemos sobre las necesidades del bebé, sobre las dinámicas normales en la lactancia, nos va a empezar a dar luz en qué sí se puede hacer para contribuir a que no nos saboteemos.

Sin embargo, y aunque sí está bien identificado que el aspecto psicológico de la madre es muy importante en el contexto de la lactancia, hasta la fecha, no hay metodologías concretas de qué tipo de herramientas pueden ayudarlas a gestionar estos aspectos de la mejor manera. Para responder a esta necesidad, en este libro se ofrece la propuesta innovadora de aplicar *coaching* a las decisiones que no solo son de lactancia, sino también de *parenting*. Usaremos herramientas sencillas, fáciles de usar y aplicar, que son muy poderosas en su impacto y apoyo. *Coaching* aplicado a la lactancia para ayudarnos a entendernos mejor, a cambiar la perspectiva de cómo interpretamos la situación y las necesidades de ambas partes. *Coaching* aplicado a la lactancia para tomar decisiones conscientes, no perfectas. *Coaching* aplicado a la lactancia para ayudarnos a llevar una lactancia consciente y no necesariamente perfecta, aunque a veces, sí se pueden ambas cosas.

EMPECEMOS POR EL ASPECTO PSICOLÓGICO DE LA MADRE: TEORÍA RACIONAL EMOTIVA CONDUCTUAL

Cuando se muere tu mamá nunca sabes cómo vas a reaccionar. No solo en el momento de la crisis, el estrés y el dolor, también me refiero a lo que pasa a medida que pasan los días y el centro de tu vida, biológico y emocional, deja de existir en el campo humano. La dimensión física del duelo es real. Pensar en que no vas a ver a alguien tan importante por el resto de tu experiencia humana genera miedo y un dolor tan profundo, que desencadena respuestas fisiológicas complejas, afectando la experiencia diaria y drenando la energía.

Mi mamá murió el 4 de marzo del año 2016. Guillermo tenía dos años, Fede seis, Gus ocho, y fue un año y medio después de que murió una amiga muy querida en un accidente. Un duelo detrás del otro para mí. En el caso de mi mamá, un cáncer de páncreas la consumió en cuatro meses. El proceso fue fuerte, doloroso y especialmente estresante, porque tuve que viajar, casi todos los meses, de México a Venezuela para estar con ella, lo que me obligó a dejar a mis tres hijos, con toda la logística y los miedos que esto implica. Nada fácil. Cuando finalmente sucedió lo inevitable, me invadió una tristeza profunda. Me di permiso de sentirme mal, de no exigirme, de vivir mi dolor sin excusarme, pero pasando el mes, algo cambió. En ese momento no lo supe identificar, pero algo dentro mí me hacía sentir incómoda si no me esforzaba por seguir adelante. Algo ya no me dejaba estar conectada de la misma forma con mi tristeza y mi dolor, es decir, si lo hacía, si actuaba en consistencia con mi estado de ánimo (dormía o hacía menos cosas) tenía un sentimiento negativo. Me sentía mal, a pesar de que era lo que verdaderamente quería hacer. En cambio, si me empujaba a mi misma a seguir trabajando, a hacer ejercicio, aunque no tuviera ganas, a seguir mi rutina de lleno, aunque no tuviera energía y además me desgastara, me hacía sentir bien. Y sin entender y sin pensar ni indagar en esta revoltura que hasta se me dificulta describir, me dejé llevar por esta inercia que me drenaba a pasos agigantados, pero me daba una forma de paz que no era capaz de entender. Una completa paradoja.

En diciembre de ese año estaba tan ansiosa y agotada que sospeché que podía ser el inicio de una depresión. Fue entonces cuando busqué ayuda, y una buena amiga y excelente psicóloga me puso en contacto con otra psicóloga increíblemente bien preparada y con muchas especialidades, entre ellas, la tanatología.

Recuerdo que en la primera cita le expliqué lo que creía que me pasaba y la larga historia de mis pérdidas. Me escuchó atentamente. La siguiente semana me dio hojas y lápiz, y me dijo: «quiero explicarte una teoría que te va a ayudar a entender lo que te está pasando». Tomó un marcador, y en el pizarrón de su consultorio empezó a darme una clase sobre la *Teoría racional emotiva conductual*, de Albert Ellis. Tomé apuntes, hice preguntas y escuché atenta. Esa semana, al ir procesando la información que había recibido y empezar a entender la manera en que operamos, de dónde nacen nuestros pensamientos, porqué influyen en nuestras emociones y, en consecuencia, en nuestras acciones, comprendí finalmente lo que me estaba pasando. Entendí que parte de lo que me había llevado a sentirme así no era lo que me había sucedido, era la manera en que estaba reaccionando a ello, y las presiones que solo yo, y nadie más, me estaba imponiendo en base a creencias y conceptos inconscientes que ni yo sabía que tenía. En mi mente, un mes era suficiente tiempo para darme espacio de sentir el duelo. Pasar más tiempo actuando triste o desmotivada «estaba mal», pero ¿cuántos meses podía yo sentir el peso del duelo?, ¿dónde está establecido cuál es el tiempo que te puedes sentir mal, y que puedes actuar en congruencia con este estado de ánimo? Pronto entendí que «mi mes» de darme permiso de estar y actuar triste, no era más que un concepto que yo sola me había formado, y que la verdad no había concientizado. No me había sentado a deconstruirlo hasta ese momento. Cuando me presioné a «seguir adelante», dejé de escuchar lo que yo necesitaba, y en cambio empecé a actuar en base a las emociones que generaban mis conceptos inconscientes, y solo pude parar cuando empecé a sentir las consecuencias de haberlo hecho de esta forma. Esta teoría me ayudó a entender qué me estaba motivando a actuar de esa forma. A entender cuál era exactamente la emoción, y el pensamiento o concepto destrás de la emoción. Fue una verdadera herramienta de autoconocimiento, y me ayudó a cambiar los conceptos que me estaban haciendo actuar de una forma que me hacía daño.

Y descubrí que la *Teoría racional emotiva conductual* (TREC por sus siglas), es un poderoso instrumento. Una manera estructurada, y además sencilla, de explicar y entender cómo el pensamiento activa emociones, y cómo las emociones influyen en nuestra manera de actuar. Un poco lo que plantea la Dra. Tsabary Shefali con respecto a la maternidad, pero con un esqueleto más didáctico, práctico, quizá más visual. Además, por ser una teoría con base científica, creo que puede funcionar muy bien como parte de la solución al problema que voy a plantearles.

Es aplicable a todas las situaciones que implican toma de decisiones y comportamiento humano, no solo dentro del contexto de la relación madre-padre/hijos.

De hecho, como aplica a todas las situaciones y mi atención está constantemente enfocada a la lactancia, inmediatamente vi la relación entre la teoría TREC y la conducta que observaba en algunas de las mamás que atendía. Fue tan claro para mí, que utilicé tiempo valioso de mis citas para explorar la aplicación de TREC al contexto del comportamiento de la madre durante la lactancia. Me acuerdo de que mi psicóloga me decía que ella estaba cada día más convencida de la validez de esta teoría para explicar el proceso de toma de decisiones y la manera en que actuamos, no solo en un duelo, o en lo relacionado al tema de la lactancia, donde estaba claro sino, además, en muchas otras situaciones de la vida.

¿Qué plantea la teoría TREC?

A grandes rasgos y un poco en mis palabras les explico, es una forma de psicología terapéutica. Este instrumento ayuda a entender la relación que existe entre el pensamiento, las emociones y las acciones (A-B-C) y a utilizar la razón para identificar y reconocer los pensamientos limitantes inconscientes para, a través de un proceso cognitivo, hacerlos conscientes, y de esta forma disminuir su poder sobre nosotros.

(A) es el pensamiento, (B) las emociones y (C) la conducta. Básicamente es concientizar que el pensamiento origina todas las emociones. Este pensamiento a veces es consciente, pero a veces es inconsciente. A veces es elaborado y toma tiempo, y a veces es solo un concepto o un símbolo. Una conversación sobre la que luego reflexionamos, nos puede traer emociones negativas o positivas dependiendo de la interpretación que le damos con nuestro pensamiento. Es un ejemplo de pensamiento elaborado, consciente. A veces incluso, sentimos emociones negativas sin entender porqué, lo cual es un indicador de que algún pensamiento, concepto o creencia inconsciente lo disparó, y al reflexionar y analizar podemos deconstruir cuál fue el pensamiento que nos hizo sentirnos así.

Pero también puede suceder que estamos sentados en el campo y vemos una cobra frente a nosotros, y la respuesta emocional y fisiológica es inmediata y aguda. No hace falta pensar algo que lleve tiempo o sea elaborado. La cobra representa un símbolo, un concepto de peligro extremo, y con eso tenemos para una reacción emocional intensa. Esto es la primera parte de la teoría TREC, entender que las emociones que sentimos, son disparadas por nuestros pensamientos.

Una vez que sentimos la o las emociones, estas afectan la manera en que actuamos. Si nos sentimos tristes o enojados al reflexionar sobre una conversación y lo que nos dijo una persona, es posible que lloremos o que busquemos a alguien para hablar. Si estamos enojados, es posible que le hablemos a la persona para decirle lo que pensamos. La conducta está afectada por la emoción. Si vemos una cobra, lo más probable es que, o corramos o nos paralicemos, o gritemos. Una vez más: la conducta está afectada por la emoción. No vamos a actuar igual si estamos felices que si estamos tristes, asustados o enojados. Este concepto de entender cómo actuamos en base a cómo nos sentimos es el planteamiento central de la teoría TREC. Los pensamientos (A) generan la o las emociones (B), y estas a su vez, afectan nuestra manera de actuar o conducta (C).

Lo que TREC plantea es que, al entender esto con nuestra razón, es decir, nuestra cognición, podemos empezar a hacer consciente este proceso que antes sucedía automático e inconsciente. Es posible que siga sucediendo automático, pero ahora consciente. Al entender porqué actuamos cómo actuamos y al tener la capacidad de deconstruirlo hasta llegar a la raíz, que tiene que ver con el pensamiento, concepto o creencia que lo disparó, podemos trabajar en la calma, desde nuestra razón ese pensamiento y, al hacerlo, podemos cambiarlo. Al cambiarlo, también cambia la respuesta emocional y en consecuencia la acción. Por esta razón, es una forma de terapia cognitiva, y puede modificar de manera importante la forma en la que actuamos. Al hacerlo más consciente. Si además, lo alineamos con nuestras metas, pues tenemos una mayor posibilidad de actuar en congruencia con estas y de lograrlas.

Hace poco fui a una conferencia de la Dra. Shefali donde nos puso a hacer una dinámica en la que teníamos que cuestionarnos nuestros propios conceptos en relación con nuestros hijos. Por ejemplo, nos pidió que nos sentáramos si teníamos algún problema si uno de nuestros hijos nos decía que no creía en Dios. Si reconocías que sí te generaba una emoción negativa este hecho hipotético, te cuestionabas ¿por qué?, es decir, cuál era el pensamiento que había disparado la emoción negativa.

En el cuestionar, en el pensar racionalmente sobre por qué una situación nos pudiera hacer sentir de cierta forma, entendías cuáles eran los conceptos y creencias que le dan vida a: «sí, definitivamente tendría un problema con esa situación, me sentiría de equis forma si mi hijo me dijera que no cree en Dios». Lo importante de este ejercicio cognitivo (porque al final eso era) es en primer lugar, reconocer si los conceptos y creencias que heredamos de nuestras familias, cultura y sociedad son reales y válidos para nosotros, porque forman parte de nuestro sistema de creencias, y se convierten en los lentes con los cuáles vemos al mundo, con los que interpretamos (pensamiento) los hechos. Los heredamos y no lo sabemos, pero tienen el poder de generarnos emociones y afectar nuestro comportamiento. «Deconstruir para construir» dice Shefali. Deconstruir para entender la raíz, reconocer qué hay y por qué, y luego en base a esto, empezar a construir lo que sí nos sirve y es funcional para nosotros.

La teoría TREC, desde mi punto de vista, es un poco eso, un recurso, o al menos así la quiero plantear en este libro. Para mí puede funcionar perfectamente como una herramienta de *coaching*. Fue propuesta por Albert Ellis (1913-2007), psicólogo muy respetado en su área con un M.A y un PhD en psicología clínica de la Universidad de Columbia. La teoría se basó en una mezcla de su conocimiento con la experiencia práctica, y es un modelo que básicamente provee un entendimiento holístico del comportamiento humano. Ellis explica en su libro «*Rational, Emotional, Behavioral Therapy*», que muchas veces se piensa, se siente y se actúa en base a pensamientos irracionales, y que es esto, precisamente, lo que causa que las personas no logren sus metas y propósitos.

Esta es la razón por la que vamos a tomar esta teoría como base para entender la conducta de las madres en el contexto del nacimiento de sus hijos y el postparto inmediato.

¿Cómo llevamos esta teoría concretamente al tema de la lactancia?

«Lo que sentimos es la base de cómo actuamos»

Dra. Shefali

En la siguiente tabla busco representar la teoría TREC en el contexto de una circunstancia específica (el postparto y la lactancia) y la secuencia de evento-pensamiento-emoción-conducta, porque creo que es el patrón más común que se repite e influye en nuestro comportamiento en este tipo de situaciones y es un ejemplo concreto que nos ayuda a entender la aplicación de esta teoría a una situación real. Además, quise tomarla como ejemplo, porque lo que decidimos en esta etapa con relación a nuestra lactancia, tiene un impacto relevante en cómo se va a desenvolver el inicio de esta. La doctora Jane Morton de la Universidad de Stanford, asegura que los datos científicos demuestran que hay una relación importante entre lo que sucede con la lactancia durante los tres primeros días postparto, y cómo va marchando al mes. Y, cómo va marchando la lactancia al mes, tiene una relación significativa con el éxito en el resto de esta.

Vamos a analizar el esquema de la tabla:

Teoría racional emotiva conductual (TREC) por Albert Ellis

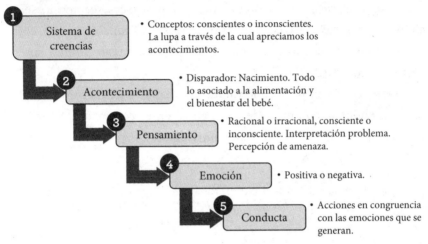

En esta tabla yo agregué el concepto 1 y 2 porque TREC realmente habla de la relación entre el pensamiento, la emoción y la conducta. En este esquema se añaden las creencias y conceptos y el acontecimiento que las dispara. Siempre que algo nos dispara tenemos que voltear hacia nosotros mismos y revisar nuestras creencias y conceptos, para entender por qué nos activa tal o cual emoción.

Vamos a ver varios ejemplos de esta representación en el campo de la lactancia. Un caso común es el de una madre que no se está prendiendo adecuadamente el bebé al pecho, y por esto incurre en lesiones y grietas en los pezones. El acontecimiento son las lesiones y las grietas que producen dolor físico. Frente a este hecho fisiológico, la madre va a tener una interpretación (pensamiento) que puede ser buena o mala. Creo que se puede generalizar, que al menos en la cultura occidental, la interpretación del malestar y el dolor físico es negativa. Esta interpretación y pensamientos negativos se basan en las creencias y los conceptos formados y una vez que surgen pensamientos negativos, normalmente se generan también emociones negativas. Es frecuente escuchar que las madres que sienten dolor en sus pezones se sienten tristes, enojadas, irritables, frustradas, ansiosas, etc. Y estas emociones negativas afectan su manera de actuar. O bien la madre decide destetar porque quiere cortar con lo que la está haciendo experimentar dolor físico y emocional, o bien decide aguantar y seguir, pero como siente mucho dolor o está incapacitada, evita llevar al bebé al pecho lo más posible y prolongar las tomas lo cual, básicamente, es no manejar la lactancia adecuadamente, y en consecuencia tener complicaciones que, aunque son secundarias a este hecho, la hacen sufrir y no disfrutar esta etapa, o la llevan de una manera más o menos lenta al destete.

¿Si se puede apreciar cómo la manera de interpretar los hechos nos produce emociones que influyen en nuestra manera de actuar? ¿Y que además hay una relación estrecha entre satisfacer las necesidades de la mamá vs. las del bebé y las dinámicas y el reto que es la lactancia?

El solo hecho de empezar a reconocer esto, nos va a empezar a dar una consciencia más profunda sobre nuestra conducta y las emociones que la disparan, llevándonos a sentir curiosidad (esperemos) por descubrir qué pensamientos y conceptos las activan.

En la medida en la que practiquemos el deconstruir lo que hay detrás de nuestros disparadores, podemos:

- Indagar nuestros conceptos más a fondo y entenderlos, cambiarlos si lo consideramos necesario (en base a nuestras necesidades o las del bebé, por ejemplo), y aumentar la probabilidad de cambiar la respuesta emocional automática. Esto a su vez ayuda a que la conducta sea aquella que esté alineada a nuestras metas y no lo contrario. Que haya menos autosabotaje.

- En la medida en que lo hacemos más, solemos vivir con mayor consciencia, entendiendo mejor nuestras emociones y manera de actuar, asumiendo la responsabilidad de nuestros actos, y obteniendo resultados más alineados a lo que queremos lograr.

Otro ejemplo concreto que podemos evaluar a luz de este esquema es: ¿por qué hay tantas mujeres que luchan vorazmente para que no las separen de sus bebés, y otras que más bien prefieren e insisten en que se los lleven a la incubadora varias horas acabando de nacer? En ambos casos es la misma respuesta: Porque consideran que es lo mejor, y eso las tranquiliza. Veamos:

CASO A: Madre que no quiere que se lleven a su bebé a la incubadora.

1. **Sistema de creencias:** Hay un concepto de que quedárselo es lo mejor para el bebé. Es una verdad para esta mamá. Un paradigma. Está internalizado.

2. **Acontecimiento:** Nacimiento del bebé.

3. **Pensamiento:** «Peligro» si se lo llevan. Pensamiento de «amenaza».

4. **Emoción:** Miedo. Se activa la amígdala y esto produce miedo y efectos fisiológicos que no le permiten pensar de manera totalmente racional.

5. **Conducta:** Evitar el peligro. Hacer lo que pueda para que no se lo lleven.

CASO B: Madre que sí quiere que se lleven a su bebé
a la incubadora.

1. **Sistema de creencias:** Hay un concepto de que la incubadora y los equipos y supervisión médica son lo mejor para el bebé. Un paradigma, una creencia.

2. **Acontecimiento:** Nacimiento del bebé.

3. **Pensamiento:** «Peligro» si no se lo llevan. Pensamiento de «amenaza» ante la falta de supervisión y equipos médicos.

4. **Emoción:** Miedo. Se activa la amígdala y esto produce miedo y efectos fisiológicos que no le permiten pensar de manera enteramente racional.

5. **Conducta:** Evitar el peligro. Evitar el riesgo. Querer que sí se lo lleven.

En general, una madre que está deseosa e ilusionada por conocer a su bebé, llega al momento en el que nace y experimenta una emoción profunda. Probablemente gozo, amor, éxtasis. Reverencia por esa vida que acaba de salir de su cuerpo en un acto milagroso. Este acontecimiento, con frecuencia, la va a hacer actuar en base a los conceptos ya establecidos de manera consciente e inconsciente relacionados a: ¿qué es lo que debo hacer para que mi bebé esté bien?, ¿qué es lo mejor para mi bebé?, ¿qué conceptos tengo sobre la maternidad?, ¿qué expectativas tengo sobre lo que es normal y lo que no en la conducta de un bebé?, ¿cómo actuaron las demás mujeres de mi familia, mis amigas?

En este momento el proceso de pensamiento no es objetivo ni crítico. El área de nuestro cerebro que procesa este tipo de ejercicio cognitivo más sofisticado y lento, no está en su plena funcionalidad. Más bien, es un proceso mucho más rápido y automático. Por eso, lo que dispara las emociones en situaciones como estas, normalmente, son conceptos, paradigmas, información internalizada y símbolos; no un proceso de pensamiento complejo.

A veces creemos que no tenemos una opinión definida sobre estos temas, pero en nuestras creencias, en nuestro inconsciente, sí existe esta opinión, aunque no nos hayamos dado el tiempo de analizar el qué, cuál y por qué de esta. Lo que está establecido en nuestro sistema de creencias y conceptos con respecto a estas preguntas, es lo que va a guiar nuestras emociones; positivas o negativas. Cualquier pensamiento que tengamos acerca de actuar de manera contraria a lo que consciente o inconscientemente consideramos que es lo correcto, va a ser desechada. La acción que va a tomar la madre va a estar basada en esto. Una acción que vaya en contra va a generar una emoción negativa; y una que vaya a favor, una emoción positiva y, en consecuencia, las decisiones siempre van a ir a favor de lo que cause emociones positivas y dé paz a la madre, lo cual, no siempre está alineado a las necesidades del bebé.

Es importante destacar que, lo que dispara la emoción, no es lo que acabamos de leer en un libro o artículo si no forma parte de nuestras creencias. Si esa nueva información no se ha internalizado, no se ha convertido en parte de los conceptos arraigados que tenemos, en el momento del postparto no nos va a servir. Esta es la razón por la cual la información sola NO ES SUFICIENTE. Es importante, sí. Es el primer paso, también. Pero no es suficiente. No es lo único. Deberá existir un proceso cognitivo-racional que analice la nueva información a la luz de nuestras creencias actuales/ inconscientes. Si son congruentes. Si no lo son, se debe entender el porqué. Deconstruirlas, cambiarlas en caso de que consideremos que no tienen base ni lógica, o que no nos funcionan. Necesitamos pensarlas mucho, reflexionarlas, discutirlas, aplicarlas. Esto es lo que significa cambiar paradigmas. Internalizar. Y es el proceso mediante el cual verdaderamente se integra la nueva información que es la que ahora va a dirigir las emociones, no las creencias anteriores. Por esta razón, al pasar por este proceso, es cuando se vuelven realmente utilizables. Cuando finalmente sí influyen en nuestra conducta. Hay que integrar, y esto lleva tiempo. De otra forma, no tiene el impacto que estamos buscando que tenga la información.

Parte de la Teoría TREC hipotetiza que las personas tienen (una vez que entienden la teoría y el ciclo pensamiento-emoción-conducta) el poder de escoger cómo conducir sus vidas, y con un poco de esfuerzo, pueden cambiar sus acciones, a pesar de las barreras biológicas y sociales que puedan estar presentes.

Ahora que ya sabemos el poder que tienen nuestras emociones y que las emociones vienen de los pensamientos, conceptos y de las creencias conscientes e inconscientes que tenemos, la siguiente pregunta es: ¿de dónde vienen estos conceptos?

Pues ya dijimos que se derivan de nuestro sistema de creencias. Y, ¿qué es el sistema de creencias? Todo lo que hemos vivido, todas las experiencias positivas y negativas, traumas, ambiente social, cultura, familia, educación, religión, etc. Todo lo anterior conforman nuestro sistema de creencias. A través de ellas percibimos los acontecimientos, interpretamos, generamos expectativas y juzgamos. Estos procesos pueden ser obvios e intencionales, o rápidos e inconscientes, pero, de cualquier manera, y como vimos anteriormente, generan una emoción.

Si analizamos a fondo lo que implica este modelo de comportamiento, entonces podemos entender por qué no es suficiente informarnos sobre lo que hay que hacer con relación a la lactancia. La mayoría de los conceptos que tienen que ver con el comportamiento del bebé y sus cuidados son paradigmas, y esto quiere decir que están integrados a nuestro sistema de creencias, es decir, no es simple información. Además, cuando es inconsciente, como en muchos casos lo es, es más difícil identificar de dónde viene, cómo se formó, etc., pero es igual de potente en la intensidad de la emoción que activa y genera. Una emoción intensa sigue siendo un factor determinante en las acciones y decisiones que tomamos.

Es este el ejercicio cognitivo para el que propongo, más adelante, herramientas concretas de *coaching*. Porque una vez identificado el problema, necesitamos una solución que sea práctica, estructurada y fácilmente aplicable a la educación y la preparación de quienes quieren amamantar.

Joe Dispenza en su libro *«Deja de ser tú»* explica que, cuando se recibe información nueva por primera vez, entra al neocórtex (lo que él define como «mente»), hace sinapsis, y solo cuando se pone en práctica se liga a la emoción y al sistema límbico (lo que él define como «cuerpo»). La información recibida se integra, y se vuelve verdaderamente utilizable en todas las situaciones. Si se repite con frecuencia, entonces ya se integra al cerebelo y queda completamente automatizada. Se convierte en un hábito. Y es que, por la manera en que funciona nuestro cerebro con relación a las partes que procesan lo afectivo, lo cognitivo y lo instintivo, hay áreas de este que se ven comprometidas en su función cuando otra parte del cerebro está muy activada. En el siguiente capítulo, vamos a explorar de manera básica estas áreas para entender cómo se activan según la situación.

«Las moléculas de nuestras emociones establecen conexiones íntimas con —y son inseparables de— nuestra fisiología. He comprendido que son las emociones, el vínculo entre el cuerpo y la mente».

DR. CANDACE PERT

TU CEREBRO

«Explicar los usos del cerebro parece una tarea tan difícil como pintar el alma, de quien se dice comúnmente que entiende todo (el alma) menos a ella misma».

TOMAS WILLIS

En este capítulo me gustaría hacer un pequeño repaso de la teoría y los conceptos básicos de las tres grandes áreas del cerebro. Es un repaso breve y sencillo, enfocado en las teorías de la inteligencia emocional, porque el funcionamiento del cerebro es un tema extremadamente complejo, amplio, y en investigación y descubrimiento continuo.

Tallo encefálico o reptiliano

Yo tengo una historia personal que me gusta mucho contar y es que, cuando tuve a mi tercer hijo, por varias circunstancias, me estanqué en 5 centímetros de dilatación unas 4 horas. Cuando empecé a dilatar otra vez, me fui de 5 a 10 centímetros en un período de 40 minutos aproximadamente. En el momento en el que las parteras se dieron cuenta de que casi se me «salía» el bebé y empezaron a mover todo y a llamar al ginecólogo y al pediatra, me decían con firmeza: «señora no puje», «aguante, no vaya a pujar», y mientras me lo decían y sentía la contracción, pujar era una acción automática que mi pensamiento racional sobre porqué no debía de pujar, no podía controlar. Literalmente: ¡mi útero pujaba solo! No era una decisión consciente, no era un acto de rebeldía. Yo quería que llegaran mis doctores, pero sencillamente era un mecanismo que estaba puesto en marcha y dominado por mi cerebro reptiliano, el cual yo no podía controlar con mi razón.

Esta área del cerebro (tallo encefálico o reptiliano) se encuentra al final de la médula espinal y regula funciones básicas como los reflejos, todo lo relacionado a la reproducción, la respiración, las funciones metabólicas, lo sensorial y lo automático. Como su nombre lo dice, esta área del cerebro actúa de manera primitiva. Es rápido e impulsivo. No tiene memoria.

«...para cumplir con su función de defender la vida del individuo y de su especie, este cerebro se ocupa de cosas tan importantes como

su alimentación, su sed, su sueño, su temperatura, su
metabolismo, los mecanismos de defensa, las reacciones
instintivas, los reflejos condicionados... en definitivita, la defensa
de su vida y cumplir necesidades sexuales que aseguren su
descendencia».

José Ma. Acosta

Límbico o emocional

Estar enamorada, el día que te comprometiste o la emoción que sentiste al recibir ese trofeo o beca que te dieron después de haber estudiado y de haberte esforzado tanto, o lo que para mí no supera nada, que es el ver nacer a tus hijos; son todas emociones intensas que se procesan en el sistema límbico. Esta área del cerebro está sobre y alrededor del tallo encefálico. Es la parte del cerebro que procesa la información afectiva.

Las emociones y los sentimientos se sintetizan en el sistema límbico. Es el hogar de la amígdala, una estructura que juega un papel muy importante en relación a algunas emociones intensas como el *miedo*. El sistema límbico sí tiene memoria. Este cerebro recuerda cuando algo produjo una emoción negativa, y ayuda al cuerpo a reaccionar de forma tal, que no se produzca el mismo sentimiento. Es aquí donde se procesa la inteligencia emocional.

«Con la inteligencia emocional nos referimos a la capacidad de
sentir, entender, controlar y modificar los estados de ánimo en uno
mismo y de gestionar inteligentemente la relación con los demás».

José Ma. Acosta

Neocórtex o cognitivo

Sobre el encéfalo y el límbico está el neocórtex. Es la última etapa del desarrollo del cerebro humano en términos de evolución. Es en donde se llevan a cabo los procesos voluntarios y conscientes. Donde se procesan los pensamientos críticos, las operaciones matemáticas, el lenguaje, la estructura, la organización, así como también la creatividad y la imaginación.

«Es la sede de la inteligencia conceptual y la razón, es el cerebro de la conciencia y del libre albedrío. Nos permitió la reflexión. Hizo posible el arte, las ideas, los símbolos… el neocórtex permite un aumento de la sutileza y la complejidad de la vida emocional, como tener sentimientos sobre nuestros sentimientos».

José Ma. Acosta

En definitiva, y en palabras de José María Acosta en su libro *Programación neurolingüística e inteligencia emocional,* funcionamos como si tuviéramos tres cerebros en uno, especializados y reteniendo cada uno las tres funciones que fueron desarrollando en la evolución:

Cerebro	Función
Neocórtex	Conocimiento
Sistema límbico	Emociones
Tallo encefálico o reptiliano	Supervivencia

Hay algo importante que agregar a esta información, y es que, en diversos experimentos para explorar el tema de la toma de decisiones en el ser humano realizados por el profesor Ryan Hamilton, Ph.D. de la Universidad de Emory, se ha llegado a la conclusión de que, cuando un área del cerebro está muy ocupada procesando un tipo de información cognitiva o afectiva o haciendo alguna actividad básica primitiva, el área del cerebro que está más activada reduce, hasta cierto grado, el funcionamiento y la capacidad de poder utilizar al máximo las otras áreas del cerebro. Eso explica por qué, por ejemplo, si una persona está muy cansada y necesita dormir, aunque esté manejando y racionalmente entienda que si se duerme se estrella, igual se duerme. O por qué una persona que está concentrada trabajando recibe una llamada que lo afecta emocionalmente, y ya no puede retomar el hilo de lo que estaba haciendo hasta que pase el pico emocional alto. Y como estos ejemplos hay muchos.

Esta idea es importante: el hecho de que cuando una parte de tu cerebro está muy activada, procesando algún tipo de información, las otras áreas no pueden ser utilizadas de manera tan efectiva.

En consecuencia, si retomamos el ejemplo anterior, el de una mujer que acaba de tener a un bebé, es fácil identificar que el área de su cerebro que está en mayor actividad es la del sistema límbico. El nacimiento de un hijo, ya lo dijimos, es tremendamente emocional, y eso activa nuestra zona límbica, pero compromete, por decirlo de alguna manera, el funcionamiento de las otras áreas del cerebro.

A mí me interesa, concretamente, hacer referencia al neocórtex, porque toda la información que la mamá recibió sobre lactancia se procesó en esta área. Todo el pensamiento crítico que ella desarrolló al respecto, todo lo que memorizó, etc., se encuentra en un área del cerebro que en ese momento no está activada al 100%.

Entonces, si la información no se absorbió lentamente, no se internalizó, no pasó a formar parte de sus creencias, pues realmente no va a ser tan útil como ella creía que iba a ser, porque lo que se decida ahí va a estar basado en las emociones derivadas de sus creencias y no tanto en la última información que recibió en su curso de lactancia.

En consecuencia, se vuelve algo aleatorio: si te favorecen las creencias que tienes de toda la vida, te va a ayudar a tomar decisiones que vayan alineadas a tus metas de lactancia, pero si estas creencias interfieren con las recomendaciones oficiales, sucede lo contrario, y aumenta el riesgo de tener problemas. Pensamos que informándonos, memorizando y entendiendo ya es suficiente, pero si esta información no se trabajó y se integró, pues realmente lo estamos dejando a la suerte.

Es igual que, por ejemplo, una mujer que está pasando por un trabajo de parto no medicado y está experimentando el dolor en su punto máximo, sencillamente no es capaz de tomar una decisión racional. En este caso el área que domina el parto es el tallo encefálico o cerebro reptiliano.

Esta es la misma razón por la que, si estás a dieta es buena idea limpiar tu alacena de tentaciones. También porqué a pesar de haber hecho tres cursos de inteligencia emocional, y entiendas racionalmente qué debes hacer y qué no, acabas actuando de una forma que sabes que no es la óptima.

EL MIEDO Y SU INFLUENCIA EN NUESTRA CONDUCTA

Dentro del sistema límbico hay una pequeña estructura que se llama amígdala. Es una estructura compleja, con muchísimas funciones, muchas de las cuales todavía están en estudio o discusión. Sin embargo, algunas de las funciones más importantes están relacionadas al miedo, es decir, si consideramos la teoría TREC y tomamos como cierto que toda emoción viene de un pensamiento, pues en el caso de la amígdala, cualquier pensamiento que dé indicios de riesgo, que sea amenazante o que implique la posibilidad de que algo malo pueda suceder que te afecte a ti o las personas que quieres, es suficiente para que tu amígdala se active. Lo que se sabe en base a estudios científicos es que, en individuos sanos que no tienen lesiones en la amígdala, tenerla activada siempre implica que toman decisiones menos riesgosas; dicho en otras palabras, son más precavidos, más cautelosos. La función del miedo es protegerte del peligro. Por lo tanto, si tomamos en consideración que el postparto inmediato es un período dominado por el sistema límbico, y que la amígdala que reside en esta parte del cerebro se activa fácilmente con pensamientos relacionados a riesgos o amenazas y que esto produce la emoción del miedo; y que además, una vez que se activa, es muy difícil controlar de manera efectiva las acciones derivadas de esta emoción, (aparte de que todo lo referente al área cognitiva está, de alguna manera, comprometida en este período), pues entonces podemos entender el poder que tienen nuestros conceptos sobre la activación de la amígdala y la profunda influencia que el miedo genera sobre nuestra conducta.

Por esta razón, no queda otra que «rascarle» a lo que hay en nuestro inconsciente. Investigar, profundizar e indagar en todo nuestro sistema de creencias, en nuestros conceptos más arraigados, en todo este mundo interno compuesto por vivencias, pensamientos y experiencias que, en muchos casos, son inconscientes, pero que el hecho de ser inconscientes no los exenta del poder que tienen de generar miedo.

UNA NOTA SOBRE LA AMÍGDALA

Ahora bien, el miedo no tiene que ser una emoción negativa siempre. Gracias al miedo si vemos fuego no nos acercamos, y si hay animales salvajes nos refugiamos o corremos. Sin embargo, sería importante saber que si hay cosas que, en esencia, no deben darnos miedo, pero en la práctica, sí nos dan, quiere decir que es un miedo irracional. Si esto pasa, vale la pena explorar qué pensamiento inconsciente, qué creencia o concepto es el que está detrás de esta emoción y no nos deja avanzar hacia donde queremos.

Les pongo un ejemplo concreto. Una mamá que se informa y lee sobre las prácticas que favorecen la lactancia, seguramente leyó que lo primero que debe de hacer si su bebé nace a término y sano es calentarlo piel con piel. Sin embargo, como al momento de hacer el ejercicio cognitivo de leer, pensar y memorizar, no está en el contexto de un momento muy emocional, ella puede decidir que, en su parto le va a pedir al pediatra que por favor le deje a su bebé y no se lo lleven a la incubadora. Sin embargo, cuando el bebé nace (y ahora la circunstancia es diferente porque el sistema límbico está activado y la capacidad cognitiva comprometida), todo lo que representa una amenaza activará la amígdala, y las decisiones que va a tomar esa mamá van a ser guiadas por las emociones que generen las creencias inconscientes, no por lo que estudió. Todo lo que le genere miedo lo va a desechar, y va a tomar las acciones que considere seguras (vayan o no en contra de lo que aprendió, y de las necesidades reales del bebé en este caso).

Esto quiere decir que, si el doctor o las enfermeras o las personas del equipo médico dicen: «así debe ser, el bebé mejor que vaya a la incubadora» aunque no haya razones válidas para esta recomendación, la mamá probablemente no va a escoger hacer lo contrario. Hacer caso a la recomendación médica es lo más seguro según el sentido común. No hacer caso, normalmente, se considera una «amenaza». La realidad es que hay razones para estas recomendaciones que probablemente estén más ligadas a la rutina hospitalaria que a la práctica en sí. También hay soluciones para esto, siempre y cuando se planeen con tiempo. El criterio varía de doctor a doctor, lo cual no implica que su criterio esté basado en la evidencia científica actualizada, son otras las razones.

La neurociencia reciente ha cambiado drásticamente, dejando a la mayoría de las prácticas modernas (de rutinas hospitalarias obsoletas) sin justificación. Estas prácticas causan muchas disfunciones en el comportamiento de los bebés, evidenciados en los problemas de lactancia, y la falla que tienen los recién nacidos e infantes de succionar normalmente (Bergman, 2013).

Por estas razones es básico conocer cuál es el criterio del doctor antes, y no después del nacimiento.

Esto también es un punto relevante que vale la pena recalcar, es importante que se lleven la idea de que en el postparto inmediato domina el sistema límbico, y que los pensamientos inconscientes y conscientes van a determinar qué es amenaza y qué no. Esto no lo va a hacer tu raciocinio en ese momento, es algo mucho más automático. Con la amenaza se activa tu amígdala y se produce la emoción del miedo, y todas las probabilidades apuntan a que no vas a hacer nada que consideres riesgoso. Las decisiones en este período son más emocionales que racionales. Tienes muchas necesidades de todo tipo; físicas y emocionales por satisfacer compitiendo frente a lo que se requiere hacer para cubrir las necesidades del bebé y establecer la lactancia. Si además se contextualiza en cómo tomamos decisiones, creo que se puede apreciar muy bien el reto. Es este, en mi opinión, el más importante. ¿Qué hacer entonces?, ¿cómo ayudarnos? ¡Decidiendo y preparándonos ANTES!

SOBRE LAS CREENCIAS

¿Qué son las creencias?

«Las creencias son una fuerza que conecta. Son dinámicas y están vivas. Las creencias crean vínculos, enlazan, son una fuerza universal, cultural y familiar que nos une. Como seres humanos, todos buscamos creer en nosotros mismos y además en que existe algo mayor que nosotros mismos. Te conviertes en lo que crees, eres lo que crees. Cuando profundizamos en nuestras creencias, la idea es tomar aquellas que nos empoderan, que nos dan seguridad y autoestima, y desechar aquellas que nos detienen. Tus creencias son tus raíces. De esas raíces nacen todas las probabilidades para el crecimiento y la transformación. Todos los días, tus creencias filtran la experiencia diaria y probablemente no estés consciente de ello. Lo que creemos colorea lo que sentimos y pensamos sobre nosotros mismos y lo que nos rodea. Las creencias son tan poderosas que nos pueden hacer ver todo tan claro como el día, o no dejarnos ver nada del todo. Pueden inspirar un gran logro o llevarnos a un fracaso doloroso. Lo que hace la diferencia es, no tanto las creencias que eliges, sino qué tan consciente estás de ellas. Una vez que te des cuenta de lo poderosas que son las creencias, tu pensamiento se va a abrir a una nueva perspectiva» (Chopra, & Winfrey, Meditaciones sobre las creencias).

¿De dónde vienen las creencias?

> *«El poder de una creencia proviene solo del que las cree. Es decir, las creencias no están basadas en lo que es «verdadero», sino que más bien depende de cuán cierto crees que son».*

FRANCISCO DE MERA HERRERA

Hay una anécdota que cuenta Gretchen Ruben, autora de *The Happiness Project*, que me gusta mucho sobre una persona que le contó que iba a ver a su papá todos los días al hospital cuando este se enfermó gravemente, a pesar de haber tenido siempre una muy mala relación con él. Este acto repetido, contaba, lo hacía sentir mal en general por la mala relación aunado al estado de salud de su papá y el ambiente. Todo sumaba y resultaba en algo que sentía muy negativo, pero la razón por la que iba era porque en sus conceptos y creencias, «hacer esto era lo correcto».

¿De dónde vienen las creencias? De lo que vimos y aprendimos, de lo que intencionalmente nos enseñaron: la educación. De los valores. De lo que vemos que hacen todas las personas alrededor de nosotros: cultura y sociedad. De nuestras relaciones personales. Si apreciamos la magnitud de lo que es la base de nuestras creencias, podemos entender por qué al leer o recibir información de un experto en un tema específico, contrario a lo que hemos creído desde siempre o creemos, puede resultar confuso, pero sobre todo generar resistencia. Creo que esto es exactamente lo que pasa muchas veces con las recomendaciones para una lactancia exitosa, no es que sean complicadas, es que sencillamente hay una resistencia a quererlas creer porque se oponen o interfieren con las creencias que tiene arraigadas quien recibe la nueva información.

De hecho, «un caso conocido es la tendencia a buscar información que ratifique la opinión o el instinto que tenemos de algo y, al mismo tiempo, a evitar la información que pueda contradecirla. No solo afecta la fuente a la que recurrimos a comprobar la prueba, sino también al modo en que interpretamos la prueba que recibimos. Esto nos lleva a atribuirle mucho peso a la información de confirmación y muy poco a la contradictoria. Esta trampa psicológica tiene su origen en dos factores: nuestra tendencia a decidir inconscientemente lo que queremos hacer, y nuestra inclinación a sentirnos más tentados por las cosas que nos gustan que por las que no nos gustan». (Acosta, 2013).

Parte de la complejidad de lograr un cambio de paradigma tiene exactamente que ver con esto. La cuestión de porqué a pesar de que algo está tan bien sustentado científicamente no permea una cultura médica, por ejemplo, tiene que ver con esta resistencia inconsciente de nueva información que va en contra de los viejos paradigmas. Porque paradigmas hay de todos los tipos, y en todas las áreas. La actualización científica lo está demostrando constantemente. Hay un rechazo pasivo, una falta de motivación para tomar un nuevo curso de acción y, la respuesta, está en lo explicado anteriormente.

Es fascinante entender que la mente busca reforzar sus creencias en el exterior a través de los pilares; por ello, solo tiene la capacidad de atraer, observar y experimentar aquello que fortalezca las ideas preconcebidas (Llamas, 2015).

Vamos a echar un vistazo a lo que influye en la formación de nuestras creencias:

Educación: La importancia de la educación es bien reconocida. La educación no solo en términos de preparación académica, sino especialmente en términos de valores, creencias, regulación emocional y espiritualidad. Todo lo anterior es complejo, porque no solo lo aprendemos de lo que nos explican y nos dicen, y de las dinámicas o actividades que podamos tener en el colegio, comunidad o, inclusive, con nuestras familias; es algo que sobre todo aprendemos de lo que vemos, de lo que vivimos en nuestras casas, del comportamiento de nuestros padres y familiares cercanos, de la dinámica y la cultura familiar en general.

Cultura y sociedad: La cultura y el comportamiento de nuestros amigos y allegados, de nuestro entorno social afectado por la cultura de un país y hasta de un continente. Son aspectos que se forjan y evolucionan de manera consciente, por una parte, y de manera inconsciente por otra. Al analizar nuestras creencias, mundo espiritual y valores es importante examinar los aspectos anteriormente mencionados.

Daniel J. Siegel, en su libro *Viaje al centro de la mente*, explica lo siguiente: «El lenguaje, el pensamiento, los sentimientos y nuestra sensación de identidad se forman a partir de las interacciones que tenemos con los demás. Por ejemplo, para el psicólogo ruso Lev Vygotsky, el pensamiento era una interiorización del diálogo mantenido con los demás (Vygotsky 1986). Para el antropólogo Gregory Bateson, la mente era un proceso emergente de la sociedad (Bateson 1972). Y mi profesor de narrativa, el psicólogo cognitivo, Jerry Bruner, consideraba que los relatos surgen de las relaciones entre las personas (Bruner 2003). Según estas ideas, quiénes somos es consecuencia de nuestra vida social».

Desarrollo emocional y apego en los primeros años de vida: La importancia del apego durante los primeros años de vida está extremadamente bien establecida científicamente. «La razón por la cual la conexión es tan importante el primer año de vida, por ejemplo, es porque es en este momento cuando la parte central del cerebro y el sistema emocional del mismo se está desarrollando. No viene al caso tratar de trabajar funciones cognitivas como la lógica en un bebé menor a un año cuando esta parte del cerebro aún no se desarrolla. Más aún, el bienestar de las partes del cerebro que se van a desarrollar después (como aquellas involucradas en los aspectos académicos del aprendizaje), dependen de que la evolución temprana de los sistemas que se desarrollan primero, (como el sistema límbico, del cual depende la seguridad emocional) maduren adecuadamente... Si un niño tiene un desarrollo emocional sólido será más resiliente y podrá manejar el estrés mucho mejor a lo largo de su vida». (Jill Stam, 2007).

Todo lo que tiene que ver con el desarrollo emocional y el apego durante los primeros años influye para toda la vida en cómo nos relacionamos con los demás, especialmente en las relaciones más íntimas (confianza, seguridad, autoprotección expectativas, etc.). Además de lo anterior, existe una parte fisiológica que relaciona la respuesta al estrés (cómo responde el cuerpo a nivel fisiológico con respecto a las hormonas del estrés y la ansiedad) y la salud emocional que se desarrolla de manera temprana, como lo explicado sobre el efecto químico-hormonal de las emociones en el cuerpo. Mientras mejor salud emocional exista, (y esto es algo que tiene una base biológica), mejor tolerancia al estrés. Mientras más seguro haya sido el apego hay una tendencia a relacionarnos mejor con los demás. A tener mejor autoestima, a percibir al mundo como un lugar más seguro y amigable.

La autoestima comienza a desarrollarse el día que nacemos y surge de los mensajes que nos rodean —padres, profesores, familiares y compañeros—. Sentirnos queridos hace que nos queramos.

Estas explicaciones son importantes, porque entender o reflexionar sobre el tipo de apego, conexiones y relaciones que tuvimos en nuestra infancia, también nos ayuda a entender parte de nuestra visión de nuestro entorno y del mundo. De cómo recibimos la información, de cómo manejamos situaciones estresantes como lo son criar y cuidar de un hijo y todo lo relacionado a ello. En el caso que nos concierne, nuestra base emocional tiene una influencia profunda sobre cómo vamos a recibir la información que nos den sobre cualquier tema relacionado al cuidado de nuestros hijos; sobre cómo nos relacionemos con ellos, cuidemos de ellos, etc. Es otra parte inconsciente, de lo que se mezcla con las creencias, y afecta, de manera importante, nuestra manera de percibir, procesar y aceptar información.

El desarrollo afectivo, al igual que la lactancia en los primeros años de vida, tendrá consecuencias que durarán para toda la vida.

Experiencia acumulada: Todo lo que hemos vivido nos afecta, y una vez más, contribuye a nuestras creencias y a nuestro mundo emocional. Mucha de esta experiencia también vive en el inconsciente. Nuestras experiencias afectan nuestras decisiones y acciones de un modo automático y profundo al mismo tiempo, y por eso es importante tomarlo en cuenta.

COACHING APLICADO A LA LACTANCIA

«Ir hacia adentro, ese es el verdadero trabajo. Las soluciones no están afuera de nosotros. Aprende a conocer quién eres en realidad, porque mientras estés en la búsqueda del héroe que llevas por dentro, inevitablemente te conviertes en uno».

EMMA TIEBENS

Creo que siempre he tenido alma de *coach* sin saberlo. Algunos pensarían que ya soy *coach* de lactancia, pero este concepto nunca ha sido formalmente aplicado a la misma. Considerarme *coach* de lactancia solo sería cierto, si tomáramos el concepto de *coaching* como «el método de instruir, acompañar o entrenar a una persona con el objetivo de cumplir metas o desarrollar habilidades en otras personas», como referirse al *coach* de un equipo deportivo, por ejemplo. Pero yo en este contexto quiero referirme al *coaching* como el proceso dialógico y praxeológico mediante el cual el *coach* genera las condiciones para que la persona o grupo de personas implicados en dicho proceso, busquen el camino para alcanzar sus propios objetivos, pero utilizando sus propios recursos y habilidades internas. Es un acompañamiento más que una guía para que la persona pueda encontrar sus propias motivaciones o mecanismos de motivación individuales, a la vez que asume la responsabilidad de sus actos.

Me refiero al *coaching* que se dirige a trabajar con el ser humano y su aspecto transcendental, emocional y espiritual. Al *coaching* que acompaña a la persona en su proceso de conocerse mejor y de entenderse para tomar decisiones más conscientes y reinterpretar su realidad, si es que esto es lo que desea. Todo esto implica, entre otras cosas, deconstruir creencias y pensamientos limitantes que ayuden a alcanzar metas y no al revés. Pero a medida que avanzo en este camino, me doy cuenta de que este trabajo emocional y espiritual no es solo para la mamá que se prepara para la lactancia, lo es también para la especialista que la prepara y acompaña.

El mensaje central de la Dra. Tsabary Shefali en sus libros, y un poco en mis palabras y desde mi interpretación, es que la maternidad/paternidad es una experiencia que nos ayuda a conocernos a nosotros mismos, en tanto que, lo que queremos controlar o cambiar en nuestros hijos, normalmente tiene su origen en una creencia o en un pensamiento nuestro (y no de ellos) que activa en nosotros emociones negativas. Básicamente el mensaje es que, la gran mayoría de lo que nos impulsa a querer moldear y controlar, en vez de dejar ser a nuestros hijos, tiene que ver con nosotros mismos y no con ellos. Este enfoque intenta hacernos más conscientes al relacionarnos y guiar a nuestros hijos en su camino, y es una oportunidad para conocernos a nosotros mismos, replantearnos nuestras propias creencias, liberarnos y, en este ejercicio profundo, no solo aprendemos a dejar de controlar, sino que además aprendemos a conectar profundamente con ellos y con nosotros. Esto es el alma, a grades rasgos del «*concious parenting*» o parentalidad consciente.

Lo anterior no es solo relevante como herramienta para los padres. Lo anterior es importante como enfoque comunitario con respecto a lo que rodea temas relacionados a la parentalidad temprana, incluyendo a las personas que ayudan, guían o acompañan a las madres y padres en cualquiera de estos procesos. Les voy a poner el ejemplo de una especialista en lactancia, ya que es el tema que nos concierne para que vean por qué lo anterior es también relevante en el caso de una especialista en lactancia (y no sólo de la mamá y su hijo). Es importante aclarar que platico esta historia no en tono de juicio, sino con la intención de analizar el efecto que esta experiencia tuvo en mí. Compartirles los pensamientos que se activaron, las emociones y cómo afectó mi ego, y el proceso por el que pasé, y cómo, este tipo de emociones, pensamientos y procesos, se disparan o pueden activarse a través de distintas experiencias entre una asesora y su cliente.

Una vez recibí un mensaje de una mamá a la que asesoré, en donde me comentaba que la dosis de un galactogogo farmacológico que yo le había sugerido tomar (con permiso de su doctor) no había sido suficiente. Que el pediatra de su hija le había sugerido doblar la dosis, y que finalmente, había sentido una diferencia. Ella quería que yo lo supiera, para que, a la siguiente mamá que se la sugiriera, le dijera que eran dos pastillas, y no una.

No había terminado de leer el mensaje cuando: ¡HELLO EGO! ¡Se despertó el león! Me sentí defensiva y molesta. Empecé preguntándome ¿por qué no me había enterado que la producción no había aumentado con esa dosis. ¿Por qué no me pidió mi opinión, ni me buscó? Siempre hay que medir respuesta y en base a eso ajustar, pensar en otras opciones como por ejemplo una dosis más alta. Y muy herida me contesté a mí misma: «pues es que si no me entero de cómo está respondiendo, ¿cómo voy a pensar en que necesito proponerle a ella, y al doctor, (porque yo no receto) una dosis más alta?». Y así me dejé llevar unos minutos, defendiéndome mentalmente: «Además, estoy limitada, porque muchas veces cuando se plantea la dosis de 20 miligramos en vez de 10, dicen que no...», y así, una larga lista de justificaciones para calmar mi ego.

Al cabo de un rato, los conceptos relacionados al *coaching* que desde hacía meses había estado internalizando a través de mi propio trabajo, me hicieron reconocer que mi postura defensiva venía de mi ego. Al identificar este hecho, mi guardia se apaciguó, bajé mis muros, y mi interpretación de la situación cambió drásticamente. Entonces, desde un lugar más tranquilo y más desvinculado, analicé si había algo que tenía que aprender de este caso. Pensé en la parte más técnica relacionada al tema en cuestión de la dosis y todo el manejo de la lactancia para aumentar la producción. Si ahí no hubo nada que pudo haber sido hecho diferente, entonces en dónde sí. En este punto de la reflexión reconocí mi sentimiento de frustración que venía del pensamiento de no poder controlar lo que hace la mamá. Sigo creyendo que el seguimiento y la comunicación de la respuesta que está teniendo para el plan es básico, para que yo, o cualquier especialista, pueda entender y ajustar, pero si no la recibes, entonces no puedes hacerlo. Sin embargo, fue justo en este punto que entendí que esto es algo con lo que me voy a topar siempre, sencillamente porque no puedo y, sobre todo, no debo, querer controlar el comportamiento de alguien más.

Entender esto es difícil. Al menos confieso que para mí lo es. Algo así toma tiempo de internalizar, porque de alguna forma es un enfoque diferente de la vida. Dejar ir los sentimientos asociados al ego es un trabajo constante que nunca acaba, pero es extremadamente importante a la hora de servir, guiar y acompañar a las mamás en su camino, porque nos permite dar ayuda sin juzgar, y crear ese espacio, esa contención, en donde pueda vibrar la empatía y le dé la libertad y tranquilidad a cada mamá para evaluar, a la luz de la información científica y actualizada, qué quiere, por qué lo quiere para que luego decida. Y una vez que tome la decisión, asuma la responsabilidad de su elección y los riesgos a los que se expone. Todo esto a la luz de sus necesidades vs. las del bebé. Esa dinámica y baile de la parentalidad y la lactancia. Al final, el resultado bueno o malo no es de la especialista. Solo somos un canal. Si la *coach* no trabaja desde este enfoque, desde esta energía y desde este lugar, difícilmente podrá transmitírselo a su cliente.

Tener una cultura más empática y compasiva generalizada tiene que involucrar a todas las partes. A quien da guía y acompaña, pero también a quien la recibe. Debe de ser un círculo completo. Es una filosofía, un enfoque, un movimiento cultural. La asesora también necesita deconstruir, también necesita conocerse, también necesita concientizar y asumir responsabilidad, no solo la mamá. Es la única manera en la que podemos dar una ayuda y un acompañamiento más desprovisto de juicios y de ego, una guía más espiritual, profunda, libre y respetuosa. Y la verdad es que todos necesitamos estar en paz si de verdad queremos dar apoyo de calidad a los demás.

Siempre he tenido corazón de *coach*, mis cursos y asesorías intentan incorporar este enfoque, este tipo de acompañamiento y de preparación para que las personas puedan tener la libertad de escoger lo que quieren para sus vidas; es un deber ser, es parte del concepto del libre albedrío. Siempre en el contexto de la ética y el respeto por la vida y el derecho ajeno. Y creo que la asesoría, y especialmente en el campo de la lactancia y la maternidad, debe de ser un apoyo que desborde en compasión por el otro y por su situación, y no una ayuda desde el juicio y la interpretación que la especialista en lactancia pueda tener al respecto. Mi slogan siempre ha sido «Ayudar sin presionar y apoyar

188 • UNA LACTANCIA CONSCIENTE

sin juzgar», fomentando que estas decisiones se tomen en el contexto de información científica actualizada, y que, a través del *coaching,* puedan ser decisiones conscientes. Si esa decisión implica destetar o complementar con fórmula que así sea. No hay juicio al respecto, cada quien tiene el derecho de escoger qué quiere y por qué lo quiere.

Siempre tuve claro lo que explico, pero nunca entendí que era un enfoque muy en la línea del *coaching,* de aplicar su enfoque a la lactancia. Crear herramientas de *coaching,* pero específicas para este ámbito que ayuden a la mamá en su preparación durante el embarazo, y luego, por supuesto, durante la lactancia. Además, parte de la idea es que sea un enfoque y un instrumento que pueda aplicarse de forma autónoma por la propia persona, o guiada por una especialista en lactancia.

Las personas tienen todos los recursos que hacen falta, lo que necesitan es acceder a estos recursos en los momentos y los lugares adecuados (Llamas, 2015). El *coaching* ofrece estas herramientas. A través de las preguntas correctas, cada quien puede deconstruir para construir.

Bajo el enfoque del *coaching* voy a hacer las siguientes recomendaciones, voy a presentar posibles soluciones y a plantear además herramientas específicas del tema que tratamos y aplicables en este campo de la lactancia.

RECOMENDACIONES Y POSIBLES SOLUCIONES

1. Reconocer las creencias y pensamientos limitantes con relación a la lactancia y la crianza temprana

La manera de trabajar los pensamientos inconscientes y conscientes que activan nuestras emociones e influyen en nuestras acciones es a través de nuestra cognición. Nuestro neocórtex (donde llevamos procesos racionales) lo podemos utilizar mejor siempre que estemos emocionalmente estables. Por lo que es importante indagar, analizar, y recordar, pero hacerlo en un momento de estabilidad emocional, es decir, de calma. Lo ideal sería identificar cuándo se te disparan emociones negativas y descubrir qué pensamiento, concepto o creencia hay detrás de esta emoción para empezar a trabajarlo y no al revés. El tema es que, si aún no has sido madre, no sabes qué te va a activar emociones negativas. Por esta razón, durante la preparación en tu embarazo, lo más acertado es empezar a profundizar directamente sobre las creencias. Pensar en cómo te criaron a ti. ¿Qué han hecho las personas de tu familia cuando nacen sus bebés, qué prácticas tienen, qué han hecho, cómo lo han hecho?, todo lo que han visto, etc. ¿Cuáles son tus expectativas en base a esto?

2. Cambiar esas creencias y conceptos limitantes: crear nuevos paradigmas

Brené Brown dice que debes darte el tiempo de llorar o de sentir el dolor de la pérdida de la idea que tenías y que tomabas por cierta al revisar tus creencias. Es una parte del proceso. Ahora que ya hiciste el ejercicio de indagar cuáles son tus creencias y conceptos con respecto a este tema, y que has podido reconocer cuáles de estos conceptos y pensamientos pueden ser limitantes, la idea es trabajar en cambiar estos viejos paradigmas. Con información y consciencia de cómo funciona la toma de decisiones, la idea es que tu mente deseche la información que no corrobore lo que tú consideras como cierto (recomendaciones basadas en evidencia científica), y que tomes, recuerdes y asimiles la información que sí corrobore lo que crees, consciente e inconscientemente. Es tiempo de cambiar estas creencias a través de tu capacidad cognitiva, en un momento donde no esté muy activado el sistema límbico.

Realizar un ejercicio cognitivo organizado, donde se discutan y revisen cada una de las recomendaciones que recibes sobre qué hacer cuando nazca tu bebé, qué sientes al leer sobre el tema, y traerlo a la luz, es un paso muy importante que va a ayudar poco a poco a ir cambiando los viejos conceptos y paradigmas que no te resuenan. Tu cognición puede reconocer lo que tiene evidencia científica sólida, y permitirte entender porqué eso que te explicaron o leíste en un libro «no te cuadraba» (relacionado a las creencias inconscientes) y podrás verlo y entenderlo de una manera distinta, y ese, es el camino al cambio. Hay un dicho que extraje de una serie (The OA) que me gustó mucho que dice: *«Knowledge is a murmur until your body knows it»* (El conocimiento es un murmullo hasta que el cuerpo lo sabe). La información DEBE integrarse. También extraje esta frase: *«I don´t think about it, I just know it»* (No lo pienso, solo lo sé). Esto es lo que tenemos que intentar que pase con el conocimiento: automatizarlo. Es el mismo proceso del que habla Joe Dispenza en sus libros. Hacerlo va a significar un avance para que, en el momento del postparto, no dominen a tus emociones esos conceptos y pensamientos limitantes de los que no tenemos entera consciencia.

3. Automatiza

Repetir el proceso del que hablamos en el punto anterior te va a ayudar a automatizarlo, a formar un hábito. Hacer repetidamente este proceso de detenerte al sentir una emoción fuerte y reconocer de dónde vino y porqué, es algo que si se repite suficiente se convierte en un hábito, y los hábitos tienen un poder relevante.

Hace poco leí en el libro de Gretchen Rubin, *The Happiness Project*, una cita que me gustó muchísimo del capítulo «Decide not to decide» (Decide no decidir), y la cita dice así:

> *«Es una profunda y errónea aseveración, aquella que dice que deberíamos cultivar el hábito de pensar en lo que estamos haciendo. Lo opuesto es precisamente el caso. La civilización avanza, al extender el número de operaciones que podemos realizar sin pensar en ellas».* (ALFRED NORTH WHITEHEAD, *An Introduction to Mathematics).*

Y es que ya actuamos de manera automática, todo el tema es indagar si eso automático va a interferir negativamente en nuestras decisiones con respecto a la lactancia. Si sí es el caso, entonces hay que pensar primero y hacer el esfuerzo cognitivo, pero con toda la intención de que lo que nos quita energía y esfuerzo primero, luego pueda convertirse en un proceso automático. En un hábito.

Aquí es importante explicar que, parte de lo que hace que la nueva información y el conocimiento recibido se automatice es, precisamente, practicarlo con constancia. Por ejemplo, una vez que ya hayan pasado por el proceso de deconstruir sus conceptos, sus creencias y paradigmas y puedan cambiar lo antiguo por lo nuevo, poner en práctica la nueva información, ayuda a internalizar y automatizar lo aprendido.

Puedo pensar en dos buenas maneras de hacerlo. En primer lugar, pueden intentar llevarlo a la experiencia (la experiencia siempre está ligada a la emoción, y esto es algo que ayuda a integrar la información al sistema límbico, al cuerpo). Busca a una amiga cercana o a alguien de tu familia que vaya a tener un bebé o acabe de tenerlo, que se sienta a gusto y en confianza contigo, y ofrece ayudarla toda una mañana o varias. Trata de poner en práctica lo que aprendiste sobre qué ayuda y qué no a establecer bien la lactancia y a sobrepasar las pequeñas dificultades diarias. Interpreta la situación. Revisa qué sientes, qué dudas te surgen. Nunca va a ser igual que cuando sea tu propio hijo, esa es una situación imposible de replicar, pero al menos es un buen ejercicio.

En segundo lugar, enseña a tu familia lo que aprendiste. Además de tener conversaciones con las personas más cercanas que van a estar involucradas en la crianza de tu hijo (papás, abuelos, tíos, etc.) que te ayuden a deconstruir a ti, pero también a ellos, es una buena idea enseñarles lo que sabes. Enseñar es poner en práctica la información recibida y también contribuye a integrar el conocimiento. Además, te va a ayudar a que en el momento que ya esté contigo tu hijo, todos estén en el mismo canal. El momento de explicar qué vas a hacer y porqué, siempre es antes. Ya en el momento real normalmente hay estrés y emociones que activan el sistema límbico y la amígdala, y ya sabemos que no es lo mejor para aprender algo nuevo o llevar la teoría a la práctica, cuando apenas estás integrando.

4. Decide ANTES

De todas formas, cúbrete y decide qué quieres hacer y cómo, ANTES del nacimiento, no durante o después. Debes de tomar las medidas necesarias para que esto suceda, y el momento es en el embarazo, no durante el nacimiento, por todas las razones anteriormente explicadas. Algunas variables que deben ser tomadas en cuenta son:

- **Personal médico:** (Doctores, enfermeras y otros profesionales de la salud que te atiendan). El pediatra y el ginecólogo son personas que te pueden ayudar o desayudar con respecto a tus metas de lactancia. Asegúrate de que estás escogiendo a alguien que te ayude, no lo contrario.

- **Lugar:** (Hospital, casa o centro de salud). Busca un lugar en donde sus políticas y procedimientos vayan en sintonía con lo que quieres y te haga sentir tranquila. Acuérdate de que este es TÚ sueño. TÚ nacimiento. TÚ cuerpo. TÚ hijo.

- **Ambiente:** (Todas las personas presentes). Me refiero al personal de salud y familiares con los cuales se mantienen vínculos afectivos y con los que deberás convivir en esos primeros momentos del nacimiento de tu bebé.

5. Medita

El consejo de meditar no merece tener el quinto lugar. Son tantos los datos científicos que sugieren que meditar es beneficioso para la salud mental y corporal general, que realmente debería ser la recomendación principal. Un estudio de la Universidad de Harvard de 2011, mostró que las personas que participaron en un programa de meditación tuvieron cambios medibles en regiones cerebrales asociadas a la memoria, sentido de «ser» (sense of self) empatía y estrés. Hay mucha investigación alrededor de la meditación y sus beneficios para la salud mental y corporal. La razón por la que no la pongo en primer lugar es que sé que es un hábito difícil de mantener. Quizá iniciarlo no es lo más difícil, pero mantenerlo, que es cuando realmente se experimentan sus beneficios, no siempre sucede. Si eres de las personas que ya lo has intentado y no lo mantuviste, quiero decirte dos cosas:

- La primera es que, si definitivamente no lo quieres intentar, por favor no dejes de trabajar en el resto de las recomendaciones. Todos los ejercicios cognitivos y reflexivos que hagas en relación con tus creencias te van a ayudar mucho.
- La segunda es que intentes empezar por un ejercicio sencillo de relajación. La idea es cambiar tus ondas cerebrales al menos una vez al día para reiniciar o dar un descanso al flujo continuo de las ondas que se dan con la actividad cerebral constante. Hoy en día hay Apps como *Calm* o *Headspace*, que tienen ejercicios de relajación desde tres minutos. Y ese solo ejercicio te va a dejar sintiendo relajada que es el principio de la meditación, y te facilitará el camino, por si lo quieres intentar.

La meditación es relevante para todo este tipo de ejercicios, porque te ayuda a conectarte con tu centro. Tu centro que NO son tus pensamientos, tu centro que NO son tus emociones, tu centro que NO es tu ego. Este ejercicio espiritual te conecta con tu energía más pura y más desprovista de juicios, críticas, conceptos y emociones: consciencia pura (*pure conciousness*). La meditación cambia la estructura neuronal y química, para transformar el cerebro y sanar el sistema nervioso, ¿increíble verdad? Recuerda que los beneficios de meditar son para tu vida en general, no solo para tu lactancia.

6. Busca a Dios

Hay un misticismo especial en el acto de amamantar. Es, desde mi punto de vista, una verdadera experiencia espiritual. Hay una reverencia hacia la naturaleza en el acto de ver nacer a un bebé y luego alimentarlo con tu propio cuerpo, y en ese honor, en la nobleza de ese acto, y en esa energía espiritual, siempre hay una constante que late con fuerza: Dios.

Hay que elevar la maternidad al plano de lo sagrado. Educar, criar y cuidar a un hijo es lo más hermoso que experimentan la mayoría de las mujeres, pero también lo más difícil. Elevarlo al plano de Dios, de lo sagrado, entender que en este camino difícil siempre vamos de la mano de Él, creo que es capaz de darte una fuerza que no sabías que tenías. Si por alguna razón no crees en ningún ser supremo, entonces cultiva tu espiritualidad. Eleva tu tarea de mamá. Sácala del plano terrenal, va a ser una ayuda inmensa.

DIEZ HERRAMIENTAS DE *COACHING* PARA LA LACTANCIA

Las recomendaciones y posibles soluciones que te comparto van en la línea y dentro del enfoque del *coaching* en lactancia. Sin embargo, creí pertinente diseñar herramientas concretas, basadas en las ya existentes, pero ajustadas al contexto y las necesidades específicas para las madres lactantes. Esto lo hice basada en mis conocimientos de lactancia y como *coaching* de salud, y en colaboración con Valeria Guerra, *coach* ontológica y *coach* de vida. La idea es que puedan utilizarse como instrumentos en el proceso de intentar hacer las recomendaciones planteadas como soluciones a los retos que vimos al principio de este capítulo.

1. Cuestionarios:

- **THE WORK (El Trabajo) de Byron Katie:** El Trabajo de Byron Katie es un instrumento que ayuda a identificar y cuestionar los pensamientos que causan sufrimiento. Si consideramos que todas las emociones se generan del pensamiento, pues todas aquellas negativas que causan sufrimiento, también vienen del pensamiento. En palabras de Byron Katie: *Cualquier persona con una mente abierta puede hacer este Trabajo.* Para aplicarlo al ámbito de la lactancia, hay que plantear algunas modificaciones. La filosofía detrás de El trabajo de Katie es que nuestro esfuerzo por encontrar la felicidad está enrevesado, es decir, en vez de intentar, inútilmente, de cambiar el mundo para ajustarlo a nuestros pensamientos de cómo «debería» ser, podemos cuestionar estos pensamientos y, mediante el encuentro con la realidad como es, experimentar libertad y gozo. Al cuestionar nuestros pensamientos, pierden su poder sobre nosotros. El Trabajo es el cómo cuestionar estos pensamientos para que pierdan su poder emocional sobre nosotros.

¿Qué plantea El Trabajo?

◊ **Detecta.** Quién o qué te enoja, estresa, frustra o entristece (o cualquier otra emoción negativa). Piensa en una situación específica. Algo que quisieras que fuera diferente.

◊ **Escribe.** Captura todos tus pensamientos estresantes, todos aquellos que te hacen sentir estas emociones negativas. Usa oraciones simples y cortas.

◊ **Cuestiona.** Cuestionar es una invitación a tu mente a que entienda si lo que piensas es verdad o real. Cuestiona y aisla un solo pensamiento a la vez, y deja que la respuesta auténtica surja.

◊ **Voltéalo.** Encuentra un pensamiento opuesto para cada uno de los que cuestionaste anteriormente. Piensa si son igual de verdaderos o falsos que los anteriores. Observa cómo el pensamiento es subjetivo y real solo para quién lo cree. Somos nosotros los que, con nuestra mente, les asignamos significado.

Ejemplo:

a. En esta situación ¿qué te enfada, confunde, lastima, entristece o decepciona, y por qué?
Respuesta posible: *Me frustra y enoja que no tengo tiempo para hacer otra cosa más que cuidar y amamantar a mi bebé.*

b. ¿Cómo quieres que la situación cambie? ¿Qué quieres que sea diferente?
Respuesta posible: *Me gustaría que mis sesiones de alimentar a mi bebé fueran más cortas y más predecibles y estructuradas, que el bebé tuviera un horario más ajustado a mis necesidades personales.*

c. ¿Qué consejo le darías a quién está en esa situación? «Él/ella debería o no debería...»
Respuesta posible: *yo, debería de asegurar o poder controlar el comportamiento de mi bebé respecto a sus rutinas de alimentación y sueño. Es mi responsabilidad asegurar cómo se comporta el bebé.*

d. Para que *tú* seas feliz en esta situación, ¿qué necesitas que él/ella piense, diga, sienta o haga?

Respuesta posible: *Necesito que el bebé se comporte diferente.*

e. ¿Qué piensas de él/ella? Haz una lista. (Está bien ser muy duro y crítico).
   Respuesta posible: *cuidar a un recién nacido es muy duro. La lactancia es demasiado trabajo, es muy intensa. Mi vida anterior se acabó, los bebés recién nacidos son extremadamente demandantes.*

f. ¿Qué hay acerca de esta persona y situación que no quieres volver a experimentar nunca más?
   Respuesta posible: *no quiero estar dentro de esta situación. No quiero perder el control de qué puedo y no hacer. No quiero volver a experimentar tanto cansancio. No quiero las críticas externas…*

Ahora cuestiona cada una de las afirmaciones usando las cuatro preguntas de El Trabajo que aparecen a continuación. Para la inversión de la afirmación F sustituye la frase *Nunca más quiero…* por *Estoy dispuesto a…* y después por *Espero con ilusión…*

Las cuatro preguntas

1. ¿Es verdad? (Sí o no. Si no, continúa con la pregunta 3).
2. ¿Puedes saber que es verdad con absoluta certeza? (Sí o no).
3. ¿Cómo reaccionas, qué sucede cuando crees ese pensamiento?
4. ¿Quién o qué serías sin el pensamiento?

El Trabajo es un método de indagación sencillo y, sin embargo, poderoso, que ayuda a transformar el pensamiento, comprender diferentes perspectivas y así tener una respuesta emocional diferente, tomando en cuenta que, como vimos con TREC, los pensamientos generan las emociones.

Dentro de la línea de cuestionamientos, y basada en conceptos de Alejandra Llamas, (*Coach* ontológico y creadora de la certificación del proceso de *coaching* MMK, 2015), planteé otro cuestionario un poco más largo y diferente, que también puede ser muy útil para ayudar a deconstruir la turbulencia emocional y la confusión frente a una situación o realidad específica.

Cuestionario como heramienta de *coaching* en lactancia.

1. ¿Qué sueños, valores, áreas de tu estilo de vida crees, sientes que se ven amenazadas por lo que implica la lactancia?

_____

_____

_____

_____

2. Una vez que los hayas identificado, evalúa si es realmente cierto que se van a ver afectados. Hasta qué grado crees que afecta. ¿Cuál es el alcance de la afectación?

_____

_____

_____

_____

3. Haz el mismo ejercicio, pero tomando en cuenta lo que significa tener un hijo, es decir, la maternidad (repetir preguntas 1,2).

_____

_____

_____

_____

4. Compara si hay valores y áreas de tu vida, sueños, que se solapan en ambos casos. Distingue cuáles son. ¿Cuáles se solapan y cuáles son particulares a la lactancia?

_____

_____

_____

_____

Según Llamas, al no atender el deseo natural de espíritu, al no atender el instinto, nos traicionamos, y luego lo que sucede naturalmente es que nos la pasamos justificándonos en un intento por reparar la traición. «En _coaching_, o se están escuchando las posibilidades de vida que se alineen con tu propósito o te estás defendiendo y justificando. O vives las experiencias como oportunidades o te colocas en la posición de defenderte de ellas».

5. ¿Qué te pide el espíritu espontáneamente respecto a este tema? ¿Lo honras o te justificas?

_____

_____

_____

_____

Un propósito es algo mucho más holístico que una meta. Para Llamas, un propósito:

    a. Tiene que ser fuente de felicidad e inspiración.

    b. Integra en todas las áreas de la vida.

    c. Contiene lo que es importante en tu vida.

    d. Te da las bases para generar lo que es la visión del mundo.

    e. Es corto y directo.

    f. Es a largo plazo.

6. En base a lo anterior define tu propósito como madre. Tu propósito en relación a la crianza y parentalidad. Luego define tu meta con respecto a la lactancia.

_____

_____

_____

_____

7. En relación a tu hija/o, define las metas a corto plazo y las metas a largo plazo.

_____

_____

_____

_____

Ahora en base a lo anterior, contesta a las siguientes preguntas:

8. Cuando piensas en la crianza, en lo que pretendes, y en tus propósitos con respecto al _parenting_, ¿piensas que vale la pena la afectación que puedan sufrir? ¿Por qué?

_____

_____

_____

_____

9. ¿Piensas que las metas de la crianza valen más la pena que las de la lactancia? ¿Por qué?

_____

_____

_____

_____

10. ¿Crees que la lactancia, al cubrir necesidades afectivas además de nutricionales pueda ser considerada como una forma de criar a tu hijo? ¿Por qué?

_____

_____

_____

_____

11. ¿Piensas que puede ser considerada como una forma de cuidar su salud?¿Por qué?

_____

_____

_____

_____

12. Si incurrieras alguna vez en los riesgos asociados a no amamantar, osacrificaras algunos de tus propósitos en cuanto a la crianza de tu hija/o, ¿cómo crees que afectaría tus sueños, valores, áreas de vida y estilo de vida?

_____

_____

_____

_____

13. ¿Si llegaras a cumplir tus metas en lactancia, crees que podrás regresar a tu estilo de vida más adelante cuando tu bebé esté mayor con afectaciones mínimas?

_____

_____

_____

_____

14. Si decides sacrificar la lactancia para no sufrir un período de afectaciones, más adelante, ¿vas a volver a la lactancia? Con respecto a las cosas que sientes que vas a sacrificar, ¿crees que van a volver más adelante a tu vida?

_____

_____

_____

_____

15. ¿Piensas que la línea del tiempo y el orden en el que tienen que suceder algunas cosas es importante? ¿Por qué? ¿Con respecto a la maternidad? ¿Con respecto a la lactancia?

_____

_____

_____

_____

16. Visualiza tu vida a los 3 años de tu hijo habiéndolo lactado y habiendo hecho lo que estaba dentro de tu instinto y tu propósito. ¿Cómo es tu vida fuera de la lactancia? ¿Qué te preocupa? ¿Cómo es tu niño/a? ¿Cómo te sientes?

_____

_____

_____

_____

17. Visualiza el ejemplo contrario. ¿Qué diferencias ves en tu vida en cuanto a lo que te preocupaba fuera de la lactancia? ¿Se diferencia del caso anterior? Con respecto a la lactancia ¿alguna diferencia? ¿Cómo te sientes?

_____

_____

_____

_____

El compromiso nos permite operar desde un lugar de contribución.

18. Después de haber completado este ejercicio, escribe tus propias conclusiones:

_____

_____

_____

_____

Cuando tomamos responsabilidad de lo que pensamos y hacemos nos salimos de la silla de la víctima y tomamos el poder sobre nuestra vida.

19. ¿De quién es la responsabilidad de este plan? ¿Quién está tomando las decisiones consciente e informada?

_____

_____

_____

_____

20. ¿Cumple con tus metas y propósitos?

_____

_____

_____

_____

21. ¿Crees que vale la pena?

_____

_____

_____

_____

22. ¿Cómo te sientes al respecto?

_____

_____

_____

_____

Esta herramienta es útil como método de diagnóstico y de entendimiento de la situación, para que luego permita a quién lo responda, tomar una decisión más consciente.

NOTA: Lo ideal es que estos cuestionamientos en relación a la lactancia y a la maternidad temprana, se hagan dentro del contexto de información científica y actualizada. Es decir, la información siempre es lo primero.

2. **TREC:** Ya profundizamos anteriormente en esta teoría, pero, como es un esquema que demuestra la relación/secuencia entre el pensamiento, la emoción y la conducta, lo

presento de nuevo ya que nos ayuda a entender por qué actuamos como actuamos.

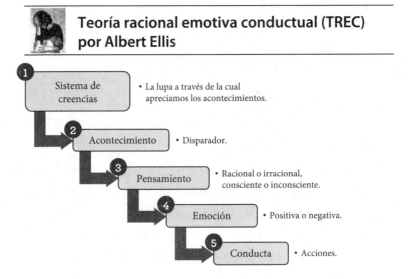

Teoría racional emotiva conductual (TREC) por Albert Ellis

1. Sistema de creencias
   • La lupa a través de la cual apreciamos los acontecimientos.

2. Acontecimiento
   • Disparador.

3. Pensamiento
   • Racional o irracional, consciente o inconsciente.

4. Emoción
   • Positiva o negativa.

5. Conducta
   • Acciones.

3. **Teoría de las 3 áreas del cerebro:** También esta teoría ya la revisamos, pero quiero enfatizar este esquema más visual de las tres grandes áreas, lo que regula a cada una y las hace activarse.

Teoría de las 3 áreas del cerebro

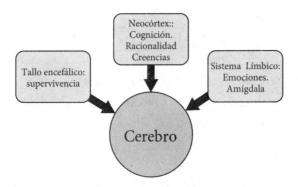

Neocórtex:: Cognición. Racionalidad Creencias

Tallo encefálico: supervivencia

Sistema Límbico: Emociones. Amígdala

Cerebro

4. **Trabajo para cada área del cerebro:** Este esquema profundiza de manera breve y visual cada área.

Trabajo para cada área del cerebro

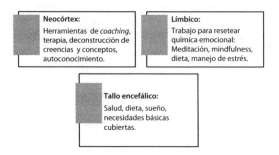

Neocórtex:
Herramientas de *coaching*, terapia, deconstrucción de creencias y conceptos, autoconocimiento.

Límbico:
Trabajo para resetear química emocional: Meditación, mindfulness, dieta, manejo de estrés.

Tallo encefálico:
Salud, dieta, sueño, necesidades básicas cubiertas.

5. **Teoría de honrar o traicionar:** Esta teoría (retomada de Llamas) explica y ayuda a identificar cuando traicionas un deseo, porque puedes traicionarlo y no darte cuenta de que lo has hecho. Generalmente cuando traicionas un deseo (un instinto) lo sabes porque te justificas o creas una historia para cubrirte. Cuando lo honras, es lo que es. No hay que justificar. El ejemplo en el que yo puedo pensar ahora es en el de una mamá que ve llorar a su bebé. El deseo o instinto es cargarlo, mimarlo y calmarlo. Al hacerlo no hay nada que justificar, el acto es lo que es y no necesita justificaciones porque se honró el deseo, el instinto. Cuando, por el contrario, la madre tiene el deseo, pero no lo lleva a cabo, inmediatamente justifica por qué no lo está haciendo. Desde porque fue una recomendación que le dieron o leyó en algún libro, hasta porque ya es mucho y ella está muy cansada. Pero para mí, esta herramienta es clara y a la vez simple. Es efectiva en identificar cuándo se traiciona el deseo, y sucede con tanta frecuencia en los temas relacionados a la lactancia y a la maternidad temprana, que por esa razón quise tomarla y traerla a este contexto.

Teoría de honrar o traicionar el deseo (Alejandra Llamas)

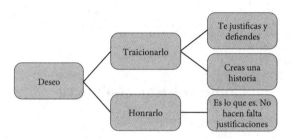

6. **Teoría de aceptar-manejar la realidad:** A veces no podemos cambiar nuestra realidad. Hay situaciones que son lo que son. Lo que sí podemos cambiar es cómo interpretamos nuestra realidad en base a creencias, porque de esto depende cómo nos vamos a sentir. Si se deconstruyen las creencias, se cultiva una nueva perspectiva que permite reinterpretar una realidad que, por alguna razón, no está siendo satisfactoria, y, de alguna manera, se puede «cambiar» la realidad. Cambiamos cómo nos sentimos, cómo actuamos y cómo respondemos a ella.

Aceptar/manejar la realidad

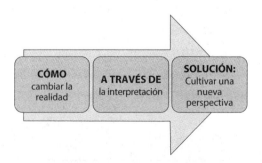

7. **Teoría de cómo cultivar una nueva perspectiva:** Esta herramienta profundiza en las prácticas que ayudan a cultivar una nueva perspectiva: deconstruir y concientizar creencias y paradigmas. No juzgar ni criticar. Cultivar la empatía y la compasión. Humanizar al otro y elevar las tareas al ámbito de lo sagrado.

Cómo cultivar una nueva perspectiva

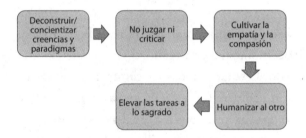

8. **Teoría de áreas de balance durante la lactancia:** Esta herramienta nos enseña todas las áreas en las cuales la mamá tiene necesidades que cubrir, y cómo la lactancia va a afectarlas, pero también, cómo el cubrir estas necesidades, afecta a la lactancia. En el tema de encontrar el balance, priorizar y tomar responsabilidades en base a las decisiones conscientes, esta herramienta también enseña cuáles áreas pueden estar en mayor o menor balance durante la lactancia.

Áreas de balance durante la lactancia

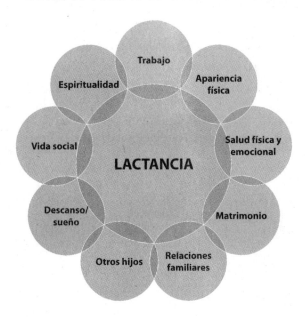

9. Teoría *Big rocks demonstration*: Esta teoría habla un poco del manejo del tiempo. De cómo hay cosas que volverán naturalmente y siempre se pueden recuperar en cualquier etapa de la vida, pero hay otras, normalmente metas grandes, que tienen un solo lugar en el tiempo y que, si no se lo das, si no lo respetas, es posible que no vuelvan.

Big Rocks Demonstration

- Cosas que puedes hacer antes, durante y después de los primeros 2 años de tu hijo/a: ejercicio, trabajar, dieta, dormir, ordenar, etc.
- Cosas que solo tienen un lugar en el tiempo: lactancia/apego.

10. **Teoría Intención vs. resultados:** Esta herramienta nos se-
ñala que lo que está entre las metas de lactancia y el resultado que se obtiene, son siempre limitaciones de carácter
emocional o físicas, siendo las físicas un porcentaje muy pequeño. Casi siempre el resultado está relacionado a lo emocional que también se suma a la falta de información.

Intención vs. resultados

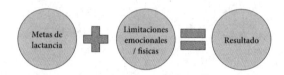

CONCLUSIÓN

Las emociones pueden explicar muchas cosas. Vivimos en una
época en la que tener conocimientos sobre la inteligencia emocional y el mundo de las emociones puede ser una ventaja importante.
Hace poco escuché un *TED Talk* de Tiffany Watt Smith, sobre la
historia de las emociones, y me dio gusto saber que los últimos
descubrimientos en el campo de las emociones dan respuesta al
gran ¿POR QUÉ? que tanto me he planteado y que quiero intentar responder.

En esa plática corta y resumida, establece que las emociones
son en gran medida un fenómeno activado por la cognición (interpretación). Algo que no solo está determinado por nuestro
cuerpo, nuestra fisiología, sino, en una medida importante, está
también determinado por nuestros pensamientos, nuestros conceptos, creencias y cómo lo expresamos a través de nuestro lenguaje. Justo un poco lo que intenté plantear en esta penúltima
parte del libro.

Los descubrimientos más recientes sobre el aspecto cognitivo de las emociones nos están demostrando que las emociones son simples reflejos que se activan y producen químicos. Son inmensamente complicados, sistemas elásticos, que responden a la biología que hemos heredado y a la cultura en la que vivimos (Watt Smith, 2018). Watt Smith, comenta que nuestras emociones cambian en la medida en que surgen nuevas ideas y conceptos culturales, y esto es algo que apenas estamos empezando a entender. Podemos tener sentimientos sobre nuestros sentimientos. Por ejemplo, sentirnos felices de que estamos felices, o frustrados de que estamos tristes.

«La verdadera inteligencia emocional requiere comprender las fuerzas sociales políticas y culturales que le han dado fuerza a lo que creemos sobre nuestras emociones, y nos exige entender la manera en que la felicidad, el odio, la ira, pueden estar en proceso de cambio en este mismo momento. Porque si queremos medir nuestras emociones y enseñarlas, entonces, es importante entender de dónde nacen las suposiciones que hacemos sobre ellas». (Watt Smith)

La psicóloga Lisa Feldman Barret, tiene 25 años estudiando las emociones. Ha mapeado expresiones faciales, cerebros y data de las emociones y, parte de la conclusión es que las emociones no te pasan a ti, sino más bien son hechas por ti, en base a los pensamientos, conceptos y el proceso cognitivo del que habla Watt Smith. Tenemos más control sobre las emociones de lo que creemos. Tu cerebro está programado para que, si se cambian los ingredientes que este utiliza para hacer una emoción, entonces puedas obtener una respuesta emocional distinta. Tenemos el poder de transformar nuestra vida emocional y toda la cadena de eventos que esto significa. Si cambias esos ingredientes ahora, básicamente estás enseñando a tu cerebro cómo predecir el mañana. Esto es a lo que Feldman Barret llama: «*ser el arquitecto de tu propia experiencia*». Que pondera la idea de que tenemos el potencial de liderar y construir nuestra propia experiencia…

V

EL DESTETE

DESTETE

El destete es el comienzo del fin de la lactancia. Es un proceso tan gradual que realmente inicia con la alimentación complementaria. Es ese el verdadero comienzo. Poco a poco, se incorpora a la dieta del bebé la ingesta de alimentos sólidos, la cual va aumentando hasta desplazar a la leche como alimento principal para volverse un complemento de su dieta. Así, paulatinamente, el niño disminuye la ingesta y la madre la producción, hasta que ambas cosas cesan: ingesta y producción. Sin embargo, esta descripción solo corresponde a lo que concierne el aspecto nutricional de la lactancia porque hay todo un aspecto emocional muy importante que resalta en la medida en que disminuye la ingesta. Se desteta también este aspecto.

En el destete cambia la succión como herramienta de regulación emocional y psicológica para el niño, al menos, del pecho. Se transforma la relación que se teje en la dinámica de la lactancia y se involucran aspectos de la psicología de la madre y el niño. También de los aspectos conductuales. Todo lo anterior, son precisamente aspectos que, al cambiarlos o intentar hacerlo, suelen ocasionar dificultades. Por esta razón, es un tema que merece ser desmenuzado, entendido y reflexionado. Eso es, precisamente, lo que intentaré hacer en este capítulo.

El proceso de destete consta de dos partes esencialmente. La primera, es la reducción progresiva de la producción de leche hasta cesarla por completo. Esta es la parte fácil cuando se hace correctamente y es bien manejada. La segunda parte, se conforma con el aspecto emocional y conductual de la mamá y, por supuesto, del bebé. En esta relación de lactancia, que ya dijimos tiene un componente de parentalidad importante, que es una dinámica que tiene muchas partes movibles y que se representa como una danza entre ambas fracciones, hay, en muchas ocasiones, retos y desafíos, para los cuales, y desde mi punto de vista, no hay soluciones concretas o efectivas hasta el momento. Y es esta segunda parte, la conductual, la más compleja de manejar.

Cuando una mamá quiere destetar a un bebé mayor a un año, por ejemplo, y está encontrando resistencia por parte del niño, no hay estrategias específicas que se puedan aplicar como metodología personalizada para ayudar a que se pueda llevar a cabo ese destete sin pasar por una experiencia de estrés tóxico tanto para el bebé como para su mamá. Lo más frecuente es escuchar estrategias como la de «no ofrezcas, pero no niegues», lo cual creo que es poco útil. Esta y otras estrategias de este estilo no están basadas en el neurodesarrollo según la edad de cada niño, ni en ciencia. Son consejos generales, sin estructura ni orden, en donde no se evalúa ni personaliza la situación particular de cada niño y mamá, por lo que, en la mayoría de los casos, no proveen los resultados esperados. Y lo que acaba ocurriendo es que las madres terminan destetando a sus hijos con mucho llanto y desborde emocional, y de una manera brusca, solo por la desesperación de poder lograrlo. En ocasiones, con prácticas que no son seguras ni correctas basadas en mitos culturales. O también pasa que, no lo acaban haciendo (destetar), pero no porque quieran seguir lactando, sino porque no saben cómo lograrlo sin que el niño y ellas sufran, y prefieren la alternativa de seguir. Un destete brusco y sin metodología gradual tiene aspectos nocivos, en algunos casos se puede comparar a cuando dejan a los niños llorar de noche (método «cry it out») que también los tiene.

En un estudio que se hizo en 2020, y que fue publicado en el Journal for Breastfeeding Medicine, sobre las prácticas para el destete de madres turcas «Weaning practices of Turkish Mothers: A Mixed-Model Research» (Prácticas de destete: Un modelo mixto de estudio científico), se investigó cuáles eran sus prácticas para destetar en madres de niños entre los 2 y los 5 años de edad. Fue un estudio que utilizó datos cualitativos y cuantitativos, resultando en un modelo mixto de investigación. De las 114 participantes, se encontró que un 16.4% se estaba poniendo sustancias en los pezones para alterar el sabor haciéndolo desagradable para el niño y que de esta forma rechazaran el pecho. 40% se cubría los pezones con materiales que impedían la transferencia de leche o la succión normal, 18.2% usaba chupón o biberón (a estas edades no son necesarios y pueden tener efectos adversos) y el 5.5% se separó completamente de su bebé. La conclusión de este estudio fue que la mayoría de estas madres usaron métodos no apropiados de destete, y resaltó la necesidad urgente de planear consultoría especializada y profesional para hacerlo de manera correcta.

Frente a la dificultad de no saber cómo lograr el destete gradualmente sin daño, se usa el concepto de «destete respetuoso». Es un término que percibo con la connotación de presionar a las madres a esperar a que el niño lo inicie o lo acepte. Sé que es una opinión personal, y que quizá no es consciente o con esta intención, pero creo que, en ocasiones, envía ese mensaje. Como el bebé no lo acepta la mayoría de las veces, la única alternativa es esperar si se quiere «respetar» al niño, pasando por encima de las necesidades de las madres, y sin una posibilidad real de ejercer sus derechos de autonomía, de buscar cubrir sus necesidades, al mismo tiempo que cuida el bienestar del niño. No es una cosa sobre la otra. Sé que es un tema polémico, pero aprovecho para expresar mi punto de vista: El hecho de que una mamá lidere el destete no lo hace «no respetuoso». El tema es que pueda hacerlo de la manera correcta. Pero si no hay una guía para ello, ¿cuál es la alternativa? De aquí precisamente me surge la motivación de plantear una metodología que atienda esta necesidad.

Creo que el concepto de «destete respetuoso» tiene el riesgo de generar culpas, debemos cuidar en este proceso ese sentir porque, de forma natural, ya es una emoción que frecuentemente se presenta en esta fase de la lactancia e interfiere con el proceso y genera dudas. Sabotea, y en general, puede propiciar malestar emocional.

Si se revisa la literatura de los mejores libros y de los artículos recientemente publicados sobre lactancia, y se van al renglón de «*weaning*», término que significa «destete» en inglés (lo más actualizado generalmente está en inglés), nos daremos cuenta de que solo nos presentan un párrafo o pocos renglones. En términos de investigación, poca. Y no encontraremos escritos con pasos concretos de qué hacer para manejar estos aspectos y retos de origen conductual/emocional. No viene nada más que lo que concierne a la parte de cesar la producción de leche, y algún comentario general sobre el aspecto que menciono. Creo que hace falta investigación en este campo. Innovación, propuestas. Metodologías que sean un poco más tangibles, aplicables y ordenadas. Que se puedan personalizar por parte de un profesional en la lactancia para ayudar a la madre en su decisión de, como diría mi amiga Mariana Villalobos, «inducir un destete». Este término me gusta. Me gusta muchísimo más que la palabra respetuosa. Es una inducción cuando lo dirige o inicia la mamá y no el niño, y esto no quiere decir que no sea respetuoso.

Hace un año aproximadamente, tomé un curso sobre sueño para profesionales de la salud. Lo hice para aprender sobre los básicos del sueño en bebés. Creo que es importante que todos los que trabajamos con bebés y niños, y especialmente los especialistas en lactancia, conozcamos lo básico sobre los aspectos generales del sueño en esta etapa, porque como ya vimos en el apartado del sueño, está muy entrelazado con la lactancia. Desde mi punto de vista, no es posible atender un proceso de destete de forma profesional sin entender lo básico de esta disciplina, que si bien es joven y tiene pocos años, sí cuenta con teorías y explicaciones basadas en investigación y en evidencia científica sólida.

Así como los esfuerzos por rescatar la lactancia después del «boom de la fórmula» de los años cuarentas, tras el fin de la Segunda Guerra Mundial surgieron desde el ámbito civil y no desde el ámbito de la salud o académico, (con el paso de los años se profesionalizó y se volvió algo académico y una especialidad de la salud), creo que lo mismo ha pasado con el sueño. Los primeros esfuerzos e interés, en lo que concierne al sueño infantil, no surgen de la pediatría ni del ámbito académico de la salud, aunque ya es un área que ha ido profesionalizándose cada vez más. Ahora se sabe que dejar llorar a un niño tiene efectos nocivos, pero culturalmente, en el área de la lactancia, no se usaba exponer alternativas sobre el tema del sueño y el llanto a las madres y padres exhaustos que buscaban una solución para dormir mejor en las noches. Se interpretaba como negativo quejarse, y no había métodos graduales sin efectos adversos. Solo existía el «déjalo llorar» o «ten paciencia y espera a que madure el sueño».

Pero lógicamente no era opción profesional recomendar dejar llorar al bebé, a pesar de que sí se hizo por algunos años bajo la influencia del método Stivil y Ferber. Y es que no había otras metodologías de cómo guiar de forma profesional, y sin efectos adversos a los padres en temas de sueño. Pero ahora que se ha profesionalizado e investigado más, ya existen soluciones. Y esto mismo creo que tiene que pasar con el destete.

La realidad es que necesitamos entender bien cómo funcionan y se manejan los temas de lactancia y de sueño, no solo para explicar qué, porqué y cómo, sino para poder ofrecer opciones profesionales a los padres que desean hacer cambios. El sueño y la lactancia son procesos naturales y fisiológicos, sí, claro. Sin embargo, estos procesos mamíferos, animales, cuando se contextualizan en la vida moderna, y en las necesidades que tiene una madre para su equilibro emocional y salud mental, tiene sus retos. Lo objetivo y lo profesional es saber que no tiene que ser blanco o negro, es decir, que muchas veces se puede recurrir a trucos que nos permitan ofrecer a los padres la posibilidad de vivir estas etapas de una manera que les permita ejercer su autonomía, cubrir mejor sus propias necesidades y a su vez, hacerlo de una manera que no cause daño en los niños. Esta alternativa DEBE de existir. Alterar o manipular un proceso natural sin causar daño para poder llevarlo a cabo, como la lactancia por ejemplo, y ofreciendo una adaptación a la vida moderna, es una innovación. Un avance. Una solución creativa de poder hacer funcionar estos procesos primitivos, en una cultura y civilización que ya no lo es.

En este curso de sueño al que asistí, la facilitadora, Mariana Villarreal nos explicó la evolución en los paradigmas conductuales aplicados en la infancia como base para lograr cambios en la conducta sin estrés. Esta es un área de la psicología ampliamente estudiada que considera que hay interacciones complejas entre los procesos bio-psicosociales. Del conductismo surge la teoría cognitiva conductual, en la cual vemos cómo el actuar está relacionado con cómo pensamos, y a su vez cómo nos sentimos, y de ahí se deriva el enfoque socio-cognitivo. La explicación es que el aprender es un proceso cognitivo, que también sucede en un contexto social. Y en el caso del sueño, no es la excepción. Un ejemplo de un proceso bio-psico-social en dónde se pueden aplicar estas teorías, es justamente la lactancia.

Estas interacciones, se conjugan dentro de los procesos de cambio. Entender la base y funcionamiento de estas teorías, nos puede ayudar a, de una manera científica, aplicar estos métodos graduales, para así ocasionar transformaciones en la conducta de los niños dirigidos a lograr objetivos. Básicamente, así como se aplican a los procesos del sueño infantil, también se pueden aplicar en un proceso de destete para hacerlo gradual, sin estrés tóxico, y así lograr los resultados esperados.

Cuando me topé con esta información, y al entender cómo se emplea y funciona, especialmente cuando se aplica de forma personalizada, y de la mano de un acompañamiento profesional, me generó una epifanía. Tal como en el caso del *coaching*, extrapolé que estas metodologías podían ser aplicadas de forma similar a los procesos de destete. Todo esto, al igual que se hace en el *coaching* de sueño, evaluando y entendiendo todo el antecedente y qué está pasando en esa lactancia. Toda la situación emocional de la madre y el niño, y la familia. Salud, nutrición, rutinas, temperamento, temas de sueño, y muchas otras cosas que nos pueden ayudar a evaluar muy a fondo y detalladamente lo que sucede, para poder proponer procesos específicos de cambios conductuales individualizados y, muy importante, graduales. Variaciones, que nos ayuden ahora si de manera efectiva y no tóxica, a que aquellas mamás que ya han decidido que quieren destetar, puedan hacerlo. Frente a esta necesidad y a la realización de todo lo que se puede extrapolar de otras disciplinas al destete, quise conformar un método integral, que atienda todo lo relacionado a temas específicos de la lactancia, pero también a todo lo que tiene que ver con los procesos de cambio graduales:

MÉTODO INTEGRATIVO DE DESTETE GRADUAL (MIDG)

El método integrativo de destete gradual, MIDG, describe a la propuesta que he conformado como especialista, a partir de extrapolar conceptos y conocimientos de otras disciplinas a la lactancia. Todo lo que está presente en la lactancia está también involucrado en el proceso de destete. Es importante advertir que, por ahora, es solo una propuesta en base a mi *expertise* en lactancia, y también de mis conocimientos de otras especialidades revisados por los expertos de estas áreas. También está basada en mi experiencia clínica, análisis y «conexión de los puntos» de todo lo mencionado anteriormente.

Este método responde a la importante necesidad de que haya una guía de cómo llevar a cabo un destete, sobre todo en niños mayores a 1 año, sin generar estrés tóxico pero que al mismo tiempo sea efectivo. Que las mamás puedan lograr sus objetivos de destete a pesar de que sea liderado por ellas y no por su hijo.

Sin embargo, es un método que está realmente creado para ser implementado por un especialista de lactancia, a través de toda una evaluación profunda del caso, para poder hacer un plan personalizado y llevarlo por fases y con el seguimiento adecuado. Hacerlo sin la guía de una especialista que tenga la capacitación de evaluar y entenderlo a fondo, y saber qué secuencia y cómo procesarlo, puede traer más problemas que soluciones. Por esta razón, en este libro, la intención solo es presentar este modelo, describirlo, explicar de qué trata pero de una manera general. No vamos a profundizar en los aspectos de *cómo* lo haremos justamente porque este es un libro dirigido al público general y no necesariamente a especialistas. Si tú eres una especialista en lactancia y quieres profundizar y capacitarte de una forma profesional y metódica, hemos diseñado un curso para especialistas en lactancia, que se ofrece en mi escuela de lactancia LIIK. Si eres una mamá que quiere destetar a través de esta metodología, busca por favor a una especialista en lactancia capacitada con el método MIDG.

El corazón del MIDG, está inspirado en la teoría cognitivoconductual dentro del enfoque socio-cognitivo. También considera todos los demás aspectos que están integrados y tienen un rol en la lactancia y en el destete como por ejemplo, la neuropsicología y la nutrición. Para darle mayor validez a esta propuesta, y afinar detalles, busqué la consultoría especializada, y la colaboración, de profesionales en el área. Tengo que decir que la guía, el conocimiento y las aportaciones de estas profesionales a los aspectos que conforman este método, fueron fundamentales para que se concretara. Un agradecimiento especial a cada una de ellas por sus contribuciones.

Para el tema que concierne al sueño y a las teorías de cambios conductuales, recibí consultoría, revisión y aporte a los textos de la Psicóloga y *Gentle Sleep Coach*, Mariana Villarreal, quien cuenta con un master en Asesoramiento Familiar, y es instructora y supervisora de la certificación *Glentle Sleep Coach* para el habla hispana. Para revisar el área de psicología neuro educativa, y acompañar de una forma profesional, constructiva y efectiva los temas emocionales que se pueden presentar en este proceso, me apoyé en la licenciada en Educación, con maestría en Neuro-psicología, Annie Elizondo. Y, para todo lo relacionado a la nutrición, recibí consultoría de la nutrióloga clínica, con maestría en Nutrigenómica, María Gabriela Hernández.

La idea es detallar todos los aspectos importantes en cuanto a los temas relevantes en este ámbito según la edad del bebé. Todo el expertise, aportes a través de consultorías, revisión de material, y conocimiento de las 3 colaboradoras se utilizó para poder crear este material detallado de uso profesional, y así poder armar un método de destete efectivo. Presentaré aquí parte del método, pero de una forma general y más enfocado a las necesidades de las mamás, en forma de consejos generales que les puedan ayudar.

Me alegra unir disciplinas, teorías, y evidencia de otras áreas con sustento científico por separado, pero que, de alguna manera, permitan unir los puntos, integrar, entender y aplicar para proponer nuevas soluciones. Me emociona porque es parte de los pasos que tenemos que empezar a dar en estos campos de desarrollo. Es parte de la vanguardia que también en la lactancia debe de existir. Sé que apenas es el inicio. Nada está completo ni totalmente maduro. Nada está exento de mejoras, críticas o de modificaciones futuras. Es parte de cómo avanzamos. Siempre pensando en que hace falta más investigación. Más pensamiento. Más profesionalización. Más. Más siempre.

Aunque es una metodología que llevo aplicando ya varios meses, y en mi práctica profesional veo funcionar en un porcentaje alto (siempre hay excepciones), sé y entiendo, y además vuelvo a hacer énfasis, en que no está probado o basado en evidencia científica. Es importante aclarar este punto. Recordar que esta propuesta no consta de evidencia basada en estudios porque es nueva, pero espero sea el inicio para que puedan hacerse investigaciones que lo demuestren. Siempre hay que empezar por algo. Creo que es importante hacer la distinción de que lo que es basado en mi criterio, conocimientos, lógica y consultoría con otras áreas y disciplinas, es sencillamente la propuesta de un autor experto en el tema, y esto es diferente de lo que constituyen las recomendaciones oficiales. Saber esto, les da a ustedes como lectoras y lectores, el criterio de cómo interpretarlas y tomarlas. De qué esperar. Sin embargo, sepan que en la mayoría de los casos lo veo funcionar muy bien. Mi experiencia clínica y observacional es que, hasta el momento, es la metodología más efectiva para casos de destete. Especialmente en destete de bebés y niños mayores a 1 año, que se resisten a querer dejar de lactar.

MIDG

EVALUACIÓN/PERSONALIZAR

| Cambios conductuales graduales/rutinas | Aspectos neuropsicológicos | Nutrición y salud |

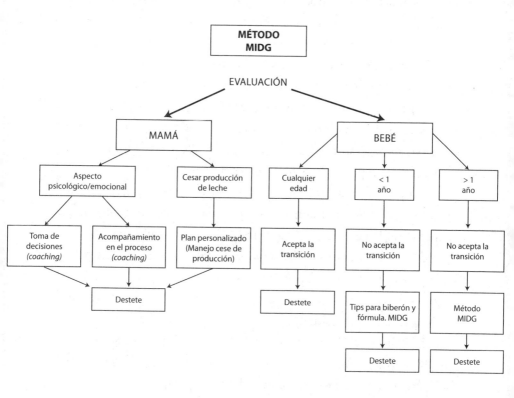

PRIMER ASPECTO RELACIONADO A LA MAMÁ: BAJAR LA PRODUCCIÓN HASTA CESARLA

La producción de leche ocurre por un proceso metabólico a nivel glandular, afectado por el estímulo hormonal, pero también, estimulado por la frecuencia y la eficiencia del vaciado local de la glándula. La producción de leche no se «corta» ni se «para» abruptamente, sencillamente porque la fisiología de la producción no funciona de esta manera. A través de lo que hagamos con el vaciado local y la parte hormonal, se activan mecanismos de retroalimentación negativa, que van a generar procesos que empiezan a afectar de manera inversa la síntesis de leche. Es un proceso, no es un evento. Por esta razón, intentar que sea evento y quererla «cortar» abruptamente a través de suspender bruscamente el vaciado y tomar medicinas para bajar la prolactina asumiendo que con esto se cortará, tiene altos riesgos de ocasionar dolor, obstrucciones, mastitis e incluso abscesos. Por todas estas razones, la producción se debe bajar gradualmente. Esto evita riesgos de patologías en la madre, y además es lo que es congruente con el proceso fisiológico de involucionar la producción y también de dar el espacio adecuado para el procesamiento del aspecto emocional de esta experiencia.

Aunque hay distintas formas de hacerlo, particularmente apoyo la recomendación de quitar una toma cada 2 o 3 días. Y una de las maneras de hacerlo con menor riesgo, es ir alargando la hora del vaciado 1 hora cada día. Ejemplo, si el vaciado (bebé o extractor) ocurría a las 9:00 am, el primer día se extiende a las 10:00 am, el segundo a las 11:00 am, y el tercero ya se une al siguiente vaciado de las 12:00 pm, considerando que sea un horario de cada 3 horas, por ejemplo. (Casi siempre que se desteta se usa el extractor, porque, si se está tratando de sustituir una toma por el suplemento que va a tomar el bebé, aunque la mamá ya no quiera producir, el bebé sí necesita la ingesta). Una vez que se elimina una toma, pasamos a eliminar la otra. Es posible que, si ya quedaban menos tomas y están más espaciadas, se pueda hacer con muchas más horas de diferencia. Hay casos donde se requerirá que la espaciada diaria tenga que ser de 30 minutos en 30 minutos por la rapidez con la que se llena el pecho. De alguna manera, lo que pauta cada cuanto extender, esperar y avanzar, es qué tan lleno se siente el pecho. La idea es encontrar ese punto medio entre tratar de aguantar un poco el vaciado para que se acumule la hormona FIL y se establezca la retroalimentación negativa y en consecuencia baje la producción, pero que, al mismo tiempo no sea tanto como para ocasionar congestión que ponga en riesgo a la mamá. Ya en la medida en que se van eliminando tomas, cuando solo quede 1 en 24 horas, entonces se reduce el tiempo de extracción diaria, hasta que ya esté prácticamente en el punto de solo quitar exceso o que ni siquiera moleste y en ese momento ya no se saca más.

Lo más probable es que se presente alguna molestia (zonas endurecidas, bolitas, un poco de dolor) a los pocos días. También puede ser un poco más en un pecho que en el otro, pero, no algo que genere malestar corporal o molestias muy agudas. Frente a la duda mejor consultar con sus doctores para saber qué es normal y qué no, y así evitar mastitis u otros problemas. Para el manejo de estas molestias se puede usar frío, un soporte del pecho adecuado, y quizá algún analgésico desinflamatorio (solo si lo receta su doctor) para los síntomas.

Ahora, este proceso de destete puede o no estar acompañado de cabergolina conocida comercialmente como Dostinex, y que es un fármaco que ayuda a bajar los niveles de prolactina y contribuye a disminuir la producción de leche. Es mucho más efectivo cuando la producción es neuroendocrina y guiada más por procesos hormonales que por vaciado local y esto solo ocurre en los primeros días. Después de esa etapa, la producción de leche se vuelve autocrina y depende más del vaciado local y de los receptores de prolactina que se hayan generado como producto de la succión en la etapa temprana, y menos por la prolactina en sangre. A pesar de esto, la prolactina en la etapa autocrina «permite» la producción de leche. Cuando se suprime, de alguna manera se ve «interrumpido» o «frenado el proceso» pero no se para por completo. Toda la programación metabólica que responde al vaciado local continúa. Por lo cual, aún y cuando la medicina ayude a que baje más rápido, no la corta, y de todas formas debe de hacerse gradualmente, como lo expliqué anteriormente. Para destetar no se necesita usar fármacos, y usar fármacos no exenta a la mamá de hacerlo gradualmente si quiere evitar riesgos. Por estas razones, realmente son pocos los casos que ameritan ser acompañados de cabergolina. Esta decisión la tendrá que tomar la madre de la mano de su médico, nunca sola.

Estos son los consejos básicos de cómo bajar la producción de leche hasta pararla por completo. Si tienes alguna situación especial, síntomas o dudas, te recomiendo buscar la ayuda de un profesional en lactancia. En caso de que sea necesario involucrar a tu ginecólogo por sospecha de patología o para valorar el uso de cabergolina, tu especialista te lo hará saber.

SEGUNDO ASPECTO RELACIONADO A LA MAMÁ: PSICOLOGÍA

Para todo lo relacionado a ayudar a la mamá en la decisión de destetar, sí podemos trabajar con procesos cognitivos que puedan generar cambios a través del pensamiento que repercutirán en el aspecto emocional y, en consecuencia, en la conducta. Como un proceso terapéutico, específicamente para el propósito de un destete, que no siempre es práctico, necesario o lo indicado, creo que el *coaching* es una excelente manera de ayudar a la mamá a hacerlo. Esta metodología de preguntas correctas e instrumentos que, bien utilizados, le pueden ayudar a dar perspectiva a todos los factores que están influyendo en su vida como deconstruir, mejorar las emociones, reajustar creencias y demás, es una muy buena herramienta para que logren encontrar sus propias respuestas y tomar una decisión consciente. Creo que, quien ayude en este aspecto emocional a la madre, incluyendo al psicólogo o psiquiatra de la madre si es que lo tiene, debería tener conocimientos de lactancia y si no, trabajar en equipo con una especialista. La razón es que muchas veces, al no tenerlos, se omiten soluciones que pudieran ser compatibles con los objetivos de salud mental y de la lactancia al mismo tiempo. Cuando se entiende a profundidad la lactancia, se puede analizar particularmente todo de manera integral: las necesidades emocionales y los pros y contras para que así la madre pueda tomar una decisión en la que asuma las responsabilidades porque las entiende y para que la decisión no la deje revuelta, le cause culpas, remordimientos o arrepentimientos.

Durante el proceso del destete, se necesita apoyo emocional. Tener un acompañamiento con enfoque de *coaching*, una contención que no diga qué hacer, sino que ayude a que la mamá encuentre su propia respuesta sin presión, sin ideologías ni con las emociones o ego del profesional de por medio, libre de juicios para poder hacerlo con empatía, es, desde mi punto de vista, una notable y sana manera de hacerlo.

Para entender más sobre el tema del *coaching*, pueden redirigirse a la parte IV de este libro que profundiza más sobre el tema.

PRIMER ASPECTO RELACIONADO AL BEBÉ MENOR A 1 AÑO: CÓMO LOGRAR QUE ACEPTE EL CAMBIO, INCLUÍDO EL BIBERÓN, VASO, TAZA Y/O FÓRMULA

Los cambios conductuales y que el bebé deje de pedir pecho o se adapte mejor a otras formas de nutrirse, suele ser más fácil en uno en edad menor al año que en un niño de 1 año, 2, o más. El abordaje será el mismo que se plantee para niños mayores, pero las soluciones estarán enfocadas a hacer cambios en las rutinas considerando los aspectos particulares de la lactancia y el sueño, y los relacionados a la psicología, según la edad y el ambiente en general en el que se desenvuelve.

Los problemas típicos en niños menores a 1 año son que no acepten el biberón en primer lugar, y, en segundo, la fórmula (en estas edades siempre se sustituye la leche materna por fórmula). Cuando esto sucede, y, como es algo que está relacionado a una conducta, a un comportamiento aprendido y memorizado que tiene que ver con su rutina de alimentación, no debemos pensar que esa resistencia al cambio se va a solucionar en un solo evento. Será un proceso gradual, y como tal, debe de entenderse y abordarse.

Si el bebé tiene aprendido, memorizado, que su manera de alimentarse y al mismo tiempo de calmarse, arrullarse, etc., es el pecho, hay que tomar en consideración que estos eventos los tiene insertados dentro de su rutina. Estas rutinas son una secuencia de eventos que están entrelazados con ciertos lugares, acciones y momentos del día que los bebés pueden memorizar y predecir, y que en este sentido les da seguridad. Al momento de hacer cambios, muchas veces se altera esa sensación de seguridad y predictibilidad que tienen y en consecuencia se expresa una resistencia, ansiedad o estrés al respecto. Cuando estos cambios son mal implementados, son «a la fuerza» o rápidos a pesar de que el bebé no quiera; o cuando se maneja mal la ansiedad y las emociones negativas del niño, se puede generar estrés tóxico y empeorar la resistencia.

Entonces, ¿qué hacer cuando el bebé ofrece resistencia al cambio al biberón o a la fórmula?

Consejos generales:

- Considerando que normalmente hay dos factores: estrés y anticipación de lo que toca, que entorpecen que el bebé acepte algo nuevo, debemos evitar ofrecerle el nuevo alimento cuando está estresado, esto significa no ofrecérselo cuando tiene hambre, por ejemplo. Siempre que hay hambre, hay estrés, impaciencia, bajo nivel de tolerancia, poca disposición a algo nuevo. Si hay hambre y es el momento de la rutina en la que toca «la toma» se suma el hecho de que el bebé lo anticipa, por lo cual también es mucho menos probable que acepte algo nuevo.
- Tampoco es recomendable ofrecer lo nuevo cuando el bebé esté «muy lleno». El biberón solo cumple la función nutricional, así que, si el niño está satisfecho, no va a querer comer más. La idea es encontrar un punto medio dentro de la rutina para ofrecerle el biberón cuando no tenga ni mucha

hambre ni tampoco esté muy lleno. Esto, además, ayuda a introducir una nueva actividad dentro de esa rutina que no existía: «tomar un poco de leche en biberón». Y, el hecho de que no anticipa otra actividad relacionada a succionar, le puede ayudar a que lo acepte más fácilmente.

• Estos cambios deben respetar la *gradualidad*, esto es, deben apreciarse los pequeños avances como grandes pasos en dirección al cambio de la conducta deseada. Si el bebé succiona cuatro veces el biberón y luego lo empuja, hay que celebrarlo (refuerzo positivo de parte de la mamá) «qué bien lo hiciste mi amor» con todo el combo de entonación, volumen y lenguaje corporal que usamos para comunicarnos con los bebés a esta edad. Esta dinámica empieza a gestar la memoria de una experiencia positiva y, al día siguiente se debe tratar de repetir en la misma secuencia de eventos y rutina, esperando que cada vez sea mayor y más natural la aceptación.

• Evita insistir cuando el bebé se resiste, ya sea a las cuatro succiones, o porque lo rechazó completamente. Si se insiste hasta el estrés y el llanto pasará lo contrario a lo que buscamos. El bebé memorizará la experiencia como negativa y tenderá a rechazarla cada vez más. Cuando se hace todo al revés: se ofrece al bebé cuando tiene hambre o le toca la toma (estrés, impaciencia, poca tolerancia); en el momento de la rutina que tiene ya memorizado y que anticipa (ya sabemos por qué no es buen momento); se insiste hasta generarle llanto (muchas veces extremo); entendemos ahora por qué no funciona y sucede lo contrario, tiende a empeorar cada vez más, frustrando excesivamente a las madres.

• Debemos recordar que también hay alternativas al biberón que, dependiendo de la edad, pueden utilizarse. Si está muy bebé puede ser con mini vasitos, alimentación con dedo o jeringa o con algunos aditamentos especiales. Si tiene de 6 meses en adelante, se puede intentar con vasitos entrenadores o tazas.

- Por parte de la madre, es importante saber que su estrés y lenguaje corporal también afecta y se lo comunica al bebé. Por esta razón, sugiero hacer el ejercicio consciente para que, cuando lo vayan a intentar, estén relajadas y de buenas para transmitírselo al bebé. Si lo va a hacer alguien distinto a la mamá, también deberá de tomar esto en consideración. Algunas ideas de acompañamiento incluyen ejercicios de respiración previos al intento, música que les guste a ambos, lenguaje corporal positivo, cariñoso, juguetón. Hablarles, explicarles, aunque estén bebés y «no entiendan».

- El tema de la elección del biberón también debe ser personalizado. Aspectos como el flujo, la base y la textura, influyen en que el bebé pueda sellar, succionar y transferir adecuadamente y que le guste, por lo cual, se deben de individualizar. Mi consejo es que se pueden probar distintas mamilas hasta encontrar la ideal para cada bebé. La recomendación de base ancha y flujo lento para todos ya está desactualizada. Hoy en día, se sabe que el flujo debe parecerse al del pecho de la madre.

- En el caso del sabor de la fórmula, sugiero seguir el mismo consejo que acabo de darles, probar diferentes, intentando buscar variar los sabores de las leches a ver cuál le gusta más. Si están en un país donde se puede conseguir leche donada de manera formal, esta es una opción. Si no, la alternativa es ir probando distintas fórmulas, siempre de la mano y con la aprobación de su pediatra.

- Paciencia. Recordar que es un proceso. Si está habiendo resistencia, enfóquense en que el cambio sea de una rutina o toma a la vez. No deben intentarlo de manera inconsistente, variada y frecuente a lo largo del día. Esto puede incrementar el estrés y la resistencia del bebé al cambio.

- Consistencia. No es recomendable probar diferentes métodos cuando la aceptación todavía no cumple el objetivo. No ser consistentes, puede empeorar la resistencia.

Todos estos consejos buscan que el bebé acepte la nueva leche que deberá seguir tomando. Para eliminarla, cuando hay resistencia, se puede trabajar directamente sobre el cambio de rutina que se sugiere hacer con un especialista en este método.

Resaltemos que, a diferencia de con los niños mayores, a los cuales no necesariamente hay que sustituirles la toma, a los menores de 1 año sí debemos sustituírsela. A esta edad, no se trata solo de eliminar, se trata también de introducir algo nuevo. Esta es una diferencia a resaltar. Para los más grandes el reto es eliminar esencialmente, para los más chicos, eliminar e introducir.

Estos dos cambios van adicionales y en paralelo a bajar la producción de forma gradual en la mamá, para, en la medida en la que se eliminen tomas, se le acompañe en el aspecto emocional.

PRIMER ASPECTO DEL BEBÉ MAYOR A 1 AÑO: CUANDO NO ACEPTA EL CAMBIO Y PIDE EL PECHO. CÓMO HACER LA TRANSICIÓN

El siguiente apartado está hecho en base a las aportaciones, colaboración y consultoría recibida por parte de la Lic. Mariana Villarreal.

Después del año de tu bebé, el porcentaje que cubre la lactancia en cuanto al aspecto nutricional y protector baja, pero sube el porcentaje de lo que esta cubre a nivel emocional. Esto no sucede porque la leche pierda propiedades, sino porque, a partir de esta edad, desde el punto de vista nutricional, la leche complementa a los sólidos, y no los sólidos a la leche. El bebé ya está más maduro en muchos aspectos. El reto principal, cuando nos topamos con resistencia en esta etapa, tiene que ver más con el cambio de conducta. Con la relación emocional tan estrecha que tiene el bebé con el pecho y la lactancia. Dos cosas que se deben buscar cuando se quiere destetar en esta etapa son:

- Que la mamá pueda lograr terminar con su lactancia cumpliendo con su deseo de destetar en el momento que ella lo decida.
- Que el proceso no genere estrés tóxico para ninguna de las dos partes. Ni para el bebé en primer lugar, ni para la mamá en segundo.

En este caso, también, necesitamos un cambio conductual en el bebé, y, justamente por su edad, no vamos a poder utilizar el raciocinio ni la cognición. Quizá (y mientras más grande el niño más), se pueda usar un cuento, explicaciones o negociaciones como apoyo, pero definitivamente no como estrategia principal. No ofrecerle pecho es poco efectivo en un bebé que tiene muy afianzado su lazo emocional a este. Y, por otra parte, el que el bebé pida y se le niegue rotundamente, aún y cuando lo acompañemos en sus emociones negativas, puede llegar a generar estrés tóxico para los dos. Les pongo un ejemplo:

Hace poco atendí exitosamente un caso; logramos destete gradual y sin estrés tóxico de un bebé de 1.6 años de edad que, cuando se levantaba, normalmente tomaba pecho en la mecedora. El día que su mamá le quiso explicar que ya no sería así, el evento terminó en golpes del bebé hacía ella, otro día en rasguños, y en un desborde emocional muy agudo. ¿Cómo manejar estas situaciones? ¿Cómo abordarlas de manera gradual y suavemente? ¿Cómo evitar el estrés tóxico y las conductas difíciles de manejar y modificar, y al mismo tiempo lograr las metas de la mamá?

CAMBIO CONDUCTUAL: Niños

Hay toda una ciencia que nos explica qué podemos esperar según la edad y cómo podemos intentar abordarlo con estrategias de *parenting* si queremos entender mejor el comportamiento de los niños, y entender qué es normal y qué no lo es. Existen estrategias puntuales para tener en cuenta a la hora de buscar cómo abordar el cambio que queremos en el bebé según su edad. ¿Cómo lo haríamos con un adulto? En un adulto, por ejemplo, la terapia cognitiva-conductual suele funcionar muy bien. Todo lo que ayuda a traer a la consciencia y reprocesar, entender, cuestionar, deconstruir, etc., nos sirve. Sin embargo, por el desarrollo neurológico y emocional que tienen los bebés y niños a edades tempranas, estas estrategias no funcionarían igual en esta población infantil. No funcionarían por la etapa de madurez en estos aspectos de su neurobiología y psicología. Es más, no funciona lo mismo en un niño de 1 año, que en uno de 4. Así que no debemos usar las técnicas que usaríamos entre adultos con nuestros bebés y niños pequeños.

En base a lo anterior, revisemos qué información sí nos sirve para los niños de estas edades quienes piden el pecho por dos razones principales:

- Por una asociación para calmarse.

  ◊ Puede ser emocional aprendida: para buscar regular emociones a través del efecto fisiológico de la succión y el efecto emocional del contacto, cercanía y consuelo de la madre.

  ◊ Puede ser para buscar calma, para arrullo, para dormirse o brincar de un ciclo al otro.

  ◊ Por alguna otra razón relacionada a la regulación física y emocional, porque la succión del pecho de la madre atiende ambas cosas.

- Por anticipar rutinas aprendidas y memorizadas:

◊ Los niños aprenden y memorizan rutinas, las cuales son buenas y les dan seguridad y es la manera en que el niño anticipa lo qué viene. Cuando hay tomas dentro de estas rutinas memorizadas, al llegar al momento de la toma y querer negársela sin otros cambios en la rutina, suele resultar en una desregulación para el niño generando una reacción aguda, difícil y estresante de manejar.

Como las especialistas en lactancia no siempre son psicólogas, y como para un destete normal, no debemos aspirar a que la madre integre un equipo multidisciplinario para lograrlo, me permito tomar mi interpretación de las lecturas y formación que he realizado y revisado frente a este tema, para, de una manera simplificada, hacer mis propias conclusiones de lo que puede funcionar para ayudar a las díadas en este proceso.

CAMBIO EN LAS RUTINAS

Cambiar de manera gradual las rutinas (el ritmo lo irá estableciendo cada niño), ayuda a eliminar de manera sutil las tomas. Nuestro objetivo es que el niño olvide, no anticipe y, sobre todo, que NO PIDA la toma.

Todo esto es difícil de generalizar, porque realmente debe de hacerse de forma individual. Sin embargo, lo que hay que buscar es que, a través del cambio de rutina, modifique su conducta para no anticipar, para distraerse y olvidarse y entonces, no pida. No queremos tener que contener. No queremos que pida y negar. No queremos generar una situación de desborde emocional agudo. Queremos, de manera gradual, ir modificando la rutina en su día, y reforzarlo hasta lograr una nueva rutina —y memoria— en dónde no haya tomas que anticipar. En donde la relación afectiva que existía al momento de pedir y hacer la toma, se olvide al no reforzarla, y en donde, si en algún momento la recuerda y pide pecho, sea una asociación, necesidad y memoria mucho más débil, y al negárselo, no produzca una resistencia y respuesta emocional intensa, para que, acompañar la emoción negativa sea mucho más manejable y efectivo. Sea posible.

Acompañar a los niños en su emoción negativa es algo que debería de ser suficiente para no generarles estrés tóxico o trauma, pero, decir que todo el proceso de destete se puede llevar de esta forma, no es aplicable, ya que durante varios días el niño va a pedir pecho, no es solo en un evento aislado en el que acompañaremos al niño. En esta dinámica, pensar en que solo con contener atendemos todo, no es correcto. Se debe usar como estrategia y herramienta de acompañamiento a todo lo demás y de forma integral, no como única forma.

La idea general, es ir escogiendo una rutina dentro de la cual hay una toma o tomas maratónicas, y crear un plan para, de forma gradual, ir cambiando el orden, lugares, ambiente, tiempos, personas, actividades de esa rutina. ¿Qué tan gradual? Dependerá de cada niño como ya vimos. Pero la estrategia es cambiarlo de manera paulatina. Recordando que el objetivo es que no pida. No que pida y le neguemos. Al menos al principio.

Yo normalmente trabajo con 2 cambios por semana, y si se fijan corresponde con la gradualidad sugerida para eliminar tomas en cuanto a producción de leche. En este sentido hay simbiosis entre los dos aspectos de un destete, que es justo lo que queremos.

Cada madre deberá ir observando y ajustando ritmos aplicando y midiendo respuesta a los cambios. Por supuesto influye mucho el ambiente; cómo se siente la mamá; qué tan segura, qué tan consciente está de su decisión; si es de ella o está presionada por el ambiente; si todos quieren o contribuyen… Tomando en cuenta las dinámicas relacionales y otras variables del ambiente del niño, y atenderlo de forma integral y en paralelo, hasta ir logrando los objetivos deseados.

Las cuestiones más difíciles de modificar conductualmente suelen ser las asociadas al sueño. Y en este campo hay una delgada línea entre entender si es algo que corresponde al área de *sleep coaching* o *coaching* de sueño (el *gentle sleep coaching* usa este tipo de metodologías graduales de cambios conductuales con el fin de evitar estrés tóxico) o si corresponde a la del destete y lactancia. Pero sin duda van de la mano y tienen que ver con los objetivos de la mamá. Si el objetivo es dormir toda la noche, y por eso buscan el destete, como especialistas en lactancia no podemos garantizar ni tenemos la capacitación para lograr eliminar los despertares del bebé y evaluar qué podría estar causándolos. En este caso, sería tema del *sleep coaching*. Si el objetivo es que ya no tome pecho, aunque continúe despertando y haya que darle leche de otra forma, o arrullo en el caso de un niño más grande, entonces sí es área de destete, pero, aun así, especialmente en lo que concierne a cambios nocturnos graduales, se sale de nuestra área de práctica por lo que se puede, y creo que es lo ideal, trabajarlo en equipo.

Algunos puntos que nos pueden servir al pensar en cómo hacer cambios o diseñar nuevas rutinas que nos ayuden con los cambios conductuales son los siguientes:

1. *Atención*. La atención es necesaria para el aprendizaje. En ella influyen numerosos aspectos para que se le presta mayor o menor atención a algo. Por ejemplo, si es atractivo, divertido, rico o nuevo. Piensen en su caso particular ¿cómo pueden dirigir la atención a otra cosa que no sea el pecho en una nueva rutina? La respuesta les puede ayudar a construir nuevos modelos. En niños pequeños funciona muy bien la distracción. ¿Cómo pueden distraerlos o dirigir su atención hacia algo diferente que haga que no anticipe, que olvide o que no pida la toma?

2. *Retención*. El niño debe ser capaz de retener (recordar) aquello a lo que le ha prestado atención. Básicamente es repetir, reforzar. Olvidar lo anterior y memorizar algo nuevo. La memoria a estas edades es corta. Por eso, los tiempos anteriores deben de ser suficientes para reforzar el cambio. Sin embargo, hay que ser flexibles en cuanto a esto y ajustar y avanzar según la respuesta y la adaptabilidad de cada niño.

3. *Reproducción*. Las representaciones mentales reflejadas en conexiones neuronales se refuerzan mediante acciones prácticas que puedan ser imitadas y aprendidas. Por esta razón, se necesita un medio físico que se adecúe espacial y temporalmente a la representación mental. Esto quiere decir que el ambiente y la conducta a modelar o a aprender, le permitan reproducirlo, practicarlo y reforzarlo para consolidar el nuevo aprendizaje. ¿Cómo puedes favorecer este aspecto?

4. *Motivación*. ¿Cómo se motiva nuestro hijo? Hay aspectos de esta respuesta que justamente responden a la edad para saber qué esperar según su desarrollo, y hay otra parte que es particular, ¿qué le gusta?, ¿qué le atrae a tu niño en específico?

5. *Adquisición de nuevas conductas*. El niño adquirirá patrones de respuestas que no existían previamente en su repertorio conductual. En este nuevo modelo, la conducta no incluye toma. No incluye lactancia. Este es el objetivo a reforzar.

De alguna manera lo anterior atiende a los aspectos conductuales, afectivos y cognitivos al mismo tiempo, y de una manera natural. Siempre va a haber estrés, solo que no queremos que sea tóxico. Aquí influyen también aspectos de temperamento del niño, factores del ambiente, salud, etc.

Tomando en cuenta lo anterior, les comparto aquí dos recomendaciones adicionales de la *coach* en sueño, Mariana Villarreal:

1. No se deben cambiar todas las rutinas al mismo tiempo. Tenemos que enfocarnos en una a la vez. Si solo intervienen en una, y el resto del día sigue consistente, los niveles de estrés en el niño van a estar probablemente bajos.
2. Un niño se adapta mejor a los cambios cuando está bien descansado, por esta razón, es mejor dejar las rutinas de la siesta y de los despertares de media noche hasta el final. Si ayudamos a que esté bien descansando, serán más fáciles los cambios.

LA LACTANCIA COMO LA MANERA O ASOCIACIÓN PARA DORMIR

Recordemos que las tomas que ocurren dentro del período de sueño nocturno, pueden no pertenecer a la competencia de una especialista en lactancia sino a una del sueño y, el sueño, es un rompecabezas. Tiene muchas partes movibles que lo afectan. Un niño puede despertar por la noche por muchas razones diferentes, desde por inmadurez hasta por horarios, rutinas, alimentación, asociación de sueño, ambiente, condiciones médicas, etc., o porque tiene asociada la succión, como manera para brincar de un ciclo del sueño al otro. Siendo estrictos, en cualquiera de los casos y, para hacerlo de la mejor manera y bien guiados, la implementación de cambios, debería de hacerse con una persona especialista en estos procesos de sueño.

Sin embargo, cuando el objetivo no es que el niño duerma un bloque de sueño largo sino que —aún y cuando se despierte y haya que arrullarlo— no pida el pecho, sí concierne al tema de destete.

La realidad es que ambos campos están entremezclados. Es difícil delimitar un área de la otra. Una especialista en sueño va a tocar temas de lactancia y la especialista de lactancia y destete, siempre va a abordar aspectos relacionados al sueño.

El método MIDG propone algunos recursos aplicables al intento de eliminar tomas nocturnas o sustituirlas. Cuando no funcionan, es momento de buscar a una especialista en sueño.

OTROS FACTORES A CONSIDERAR Y MANEJAR EN EL PROCESO DE DESTETE

El siguiente apartado está basado en las recomendaciones de la Lic. Annie Elizondo.

Los aspectos neuropsicológicos y socioemocionales son importantes para tomar en cuenta como parte de los factores movibles que ayudan —o desayudan— en la efectividad del resto de las estrategias para cambios que funcionen en pro del destete. Si hay una causa socio/neuropsicológica de fondo no atendida, puede ser que se batalle más con obtener la respuesta deseada en la eliminación de las tomas. La educadora y experta en neuropsicología, Annie Elizondo, nos explica que hay ciertas preguntas iniciales que se pueden hacer cuando se detectan conductas o situaciones en este ámbito a trabajar en paralelo con la estrategia de cambios de rutina, sueño y alimentación. E incluso, en algunos casos, será necesario referir con algún profesional.

Todos los comportamientos son una forma de comunicación. Si nos enfocamos en solamente trabajar los comportamientos estamos atendiendo la consecuencia, pero no la causa. Solo trabajaríamos lo visible y externo, desatendiendo lo invisible e interno. Y así, no veremos los cambios que esperamos a corto y largo plazo en muchos aspectos, incluyendo, por supuesto, el destete.

¿Cómo identificar la causa o raíz de fondo del comportamiento? ¿Y qué podemos hacer para manejarlo? Revisemos los siguientes cuestionarios con las recomendaciones pertinentes, cortesía y creación de Annie Elizondo a quien agradezco que me permita compartirlos aquí.

Es importante advertir una vez más, que todas las recomendaciones son generales, y que siempre es mejor hacerlo guiado y personalizado de la mano de un experto.

RAÍZ DEL COMPORTAMIENTO: Falta de poder

CARACTERÍSTICAS:

- El niño parece estar en constante «lucha de poder».
- Hay poca o nula cooperación con las instrucciones que le dan sus papás.
- Parece que «quiere salirse con la suya».

RECOMENDACIONES:

- Aplicar la estrategia de «Opciones limitadas». Esta es una estrategia que puede usarse diariamente en situaciones cotidianas, o para promover la cooperación en situaciones de crisis o resistencia. Es importante que al aplicarla se cumpla con estas tres características:

  ◊ Dar solo dos opciones: es más fácil elegir entre dos que entre muchas.
  ◊ Adecuadas: cualquier opción que el niño elija estará bien para los papás.
  ◊ Positivas: las dos opciones son respetuosas y positivas para todos.

- Aplicado al cambio de rutinas en el destete: «*Carlos, ya no se puede hacer la toma en la cama y que te quedes dormido en mi pecho porque* _____. *(Aquí insertar la explicación que cada mamá quiera dar). ¿Dónde te gustaría hacerla? ¿En la mecedora enfrente de tu cama o en la cuna?» o «¿Cuándo prefieres? ¿Antes del cuento o después del baño?».*

- Nota: esto aplicaría en el caso de un niño que ya puede responder a estas preguntas. Si es un bebé, igual se le habla amoroso y explica, pero se cambia la rutina a criterio de su mamá, gradualmente, sin necesidad de obtener una respuesta.

RECURSOS RECOMENDADOS:

- Opciones limitadas (post con ejemplos específicos) — https://www.instagram.com/p/CIPKVb_BqJK/
- Opciones limitadas (reel con demostración de aplicación) — https://www.instagram.com/reel/COZIWQIBIY1/

RAÍZ DEL COMPORTAMIENTO: Falta de conexión

CARACTERÍSTICAS:

- El niño se siente desplazado, con poca o nula atención o ignorado.
- Constantemente busca atención a través de comportamientos disruptivos.
- Puede haber una falta de autoestima o poco sentimiento de seguridad.
- Puede presentarse como celos con los hermanos u otras personas.

RECOMENDACIONES:

- Tener un momento diario, de 5 a 10 minutos, a solas con tu bebé, aplicando los 5 criterios de conexión: contacto visual, contacto físico, presencia plena, creando un momento divertido y saliendo de la rutina.
- Recomendación en un destete: Puede medirse el tiempo con alarmas. Se recomiendan 2 en el día para la mamá o cuidador principal, y una para el que pasa más tiempo fuera de casa, como por ejemplo, el papá. Así tendrá 30 minutos de conexión y atención plena, uno a uno, para llenar su «vaso de conexión emocional».

RECURSOS RECOMENDADOS:

- Publicación — Los 5 criterios de conexión https://www.instagram.com/p/ChGct_DsMlS/ (nuevo post)
- Apartado «CONEXIÓN» de este documento.

RAÍZ DEL COMPORTAMIENTO: Falta de hábitos y rutinas

CARACTERÍSTICAS:

- Todos los días son diferentes, hay poca o nula constancia en los horarios o rutinas.
- El niño se siente confundido o inseguro, no sabe qué esperar.
- Se percibe un desorden familiar general.

RECOMENDACIONES:

- Establecer hábitos y rutinas que sean constantes y funcionen para toda la familia.
- Es importante que el niño sepa que existen, entre más obvio y visual, mejor.

- Ayuda mucho anticiparle al niño qué sucederá, antes de que suceda.
- Aplicado al destete: A la par de la rutina nueva que se esté creando y reforzando sin pecho, tratar de ir estructurando las demás rutinas que incluyen alimentación y sueño, aun y cuando en las otras sí haya tomas. La estructura ayuda a que luego sea más fácil ir modificando la rutina, organizar las tomas y eliminarlas.

RECURSOS RECOMENDADOS:

- Cómo hacer una agenda visual — https://www.instagram.com/reel/CMtE--5hGMA/
- Cómo hacer un calendario visual — https://www.instagram.com/reel/CWj848slst_/
- Cómo anticipar cambios con una alarma — https://www.instagram.com/reel/CM_GPOkFsFi/

RAÍZ DEL COMPORTAMIENTO: Falta de límites

CARACTERÍSTICAS:

- Los papás se sienten inseguros, no saben cómo establecer límites efectivos.
- Los papás son permisivos o demasiado autoritarios.
- El niño tiene permiso de todo, no sabe aceptar un «no» por respuesta, o cuando llora o hace berrinche se le da lo que estaba pidiendo.

RECOMENDACIONES:

- Aprender a establecer límites de manera adecuada, con firmeza y respeto.

- Aplicado al destete: Solo sería de forma general en los demás aspectos y, de forma indirecta ayuda en lo que se está haciendo en destete. Puede llegar el caso de que, en una nueva rutina ya reforzada, haya un «retroceso» en donde se acuerde y pida pecho. En este caso, ahora sí, establecer el límite, y no ceder para seguir en la línea de la consistencia. Si hay desborde emocional, que en este punto debería de ser menos intenso, contener ahora sí, pero no ceder.

RECURSOS RECOMENDADOS:

- Episodio «Límites»
  https://www.buzzsprout.com/1470349/8193169-episodio-17-limites
- Curso «Límites, consecuencias y soluciones»
  https://teach2moms.com/limites-consecuencias-y-soluciones/

RAÍZ DEL COMPORTAMIENTO: Cambios recientes importantes

CARACTERÍSTICAS:

- El niño ha pasado por cambios importantes en los últimos 3 meses, por ejemplo:
  ◊ Entrada al kínder o guardería.
  ◊ Cambio de kínder o colegio.
  ◊ Cambio de ciudad.
  ◊ Cambio de casa, cuarto o espacio de dormir.
  ◊ Llegada de un hermanito (impacta durante todo el primer año).
  ◊ Pandemia, hospitalización o enfermedades recurrentes.
  ◊ Control de esfínteres.

RECOMENDACIONES:

- Anticipar los cambios.
- Evitar agregar más cambios en su rutina.
- Mantener hábitos y rutinas lo más estables posible.
- Tener un momento de conexión diaria.
- Aplicado al destete: Estos cambios ayudan a tener en cuenta la situación emocional del niño y depende de la agudeza, decidir qué tan rápido, qué estrategia utilizar, o incluso si es mejor idea primero trabajar en las recomendaciones para manejar esta situación de cambios, y ya más estables, entonces empezar con el destete.

RECURSOS RECOMENDADOS:

- Episodio «La llegada del nuevo hermanito a casa» https://open.spotify.com/episode/4OzDJGGpjpOb2UiV7F 1uzM?si=743627dddfbe4401

RAÍZ DEL COMPORTAMIENTO: Personalidad altamente sensible

CARACTERÍSTICAS:

- El niño es altamente sensible (de acuerdo a los resultados del test que se coloca como primer recurso recomendado).
- El niño percibe las sensaciones de una manera más aguda.
- Las emociones del niño son más explosivas e inesperadas de lo común.

RECOMENDACIONES:

- Como adultos: Tener mucha más empatía, para transmitir calma y seguridad.

- En la crisis: Trabajar estrategias de validación y acompañamiento emocional de forma más profunda, consciente y constante.
- En la calma: Jugar a identificar emociones, hablar sobre emociones, practicar actividades de regulación emocional (soplar burbujas, aventar una pelota, abrazar un cojín, aplastar hormigas invisibles, empujar una pared, respirar profundamente, etc.).
- Aplicado al destete: Hacer el test si se sospecha que el niño puede ser altamente sensible. Seguir las recomendaciones a la par de trabajar en lo demás.

RECURSOS RECOMENDADOS:

- Test de NAS
  https://pasespana.org/test-ninos-altamente-sensibles/
- Guía de validación emocional
  https://www.instagram.com/teaching_4_you/guide/validacion-emocional/17946128815410217/
- Episodio «Validación emocional» — https://www.buzzsprout.com/1470349/8664346-episodio-27-validacion-emocional

FOCOS ROJOS PARA REFERIR A OTRO ESPECIALISTA
(Neurólogo, especialista en neurodesarrollo, psicóloga infantil...)

- No se ven cambios esperados 3 semanas después de trabajar en las estrategias de forma constante.
- El desarrollo del niño no va de acuerdo a los hitos de desarrollo esperados para su edad (esfínteres, lenguaje, motricidad, etc.).
- Los papás tienen sospechas o «corazonadas» de que su hijo tiene algún déficit o retraso en el desarrollo.

- Los papás no se ven en sintonía, están teniendo conflictos como pareja.

Es importante intentar identificar si hay alguna de estas situaciones y manejarlo de la manera correcta para que no se convierta en una barrera y genere resistencia a la hora de querer establecer nuevos hábitos y cambios que no incluyan al pecho.

RECOMENDACIONES GENERALES PARA TODOS LOS CASOS DE DESTETE

Apartado también basado en las recomendaciones de la Lic. Annie Elizondo.

Fuera de identificar causas de fondo, en todos los casos de destete necesitamos nutrir la conexión, saber cuáles son las recomendaciones para el manejo de un desborde emocional agudo como un berrinche, y entender un poco acerca de los malos comportamientos. A continuación, exploraremos cada uno de estos aspectos que son generales y sirven en todos los casos, por lo que, sí se pueden aplicar de forma general por parte de las mamás.

CONEXIÓN

Esta es una recomendación que doy de forma general para todos los casos de destete. La verdad, es que debe de ser una práctica que deberíamos tratar de cultivar todas las mamás y papás.

Para satisfacer las necesidades naturales de atención y acompañamiento emocional, se recomiendan de 5 a10 minutos al día de conexión, a solas, con cada uno de los niños.

Esta es una estrategia que se recomienda a TODAS las familias por igual.

5 CRITERIOS PARA UN MOMENTO DE CONEXIÓN:

- Contacto físico: abrazos, caricias, besos, etc.
- Contacto visual: viéndose cara a cara, a su nivel.
- Presencia plena: sin celulares, pantallas o distractores.
- Momento divertido: genuinamente divertido para niños y papás.
- Fuera de la rutina: el único objetivo de este momento es el de conectar (no llevarlos a dormir, bañarlos, lavar los dientes, etc.).

EJEMPLOS DE MOMENTOS DE CONEXIÓN:

- Hacerse cosquillas o jugar al «avioncito».
- Sentarse en el piso a construir una torre.
- Jugar entrando a su mundo (con su juguete o juego favorito).
- Ir al parque e integrarse a su juego.
- Leer un cuento juntos.
- Preparar una comida.
- Hacer una manualidad.

OTRAS RECOMENDACIONES:

- Anticipa la actividad al niño: «Este es nuestro momento especial mamá-hijo».
- Pon un tiempo límite: «Cuando suene la alarma se terminará nuestro momento especial para ir a _____».
- No obligues ni fuerces a hacer la actividad o juego, el objetivo es disfrutarlo todos.
- Propón la actividad en un momento del día que sea amigable para todos.
- Revisa el episodio «Conexión» — https://www.buzzsprout.com/1470349/6650056-episodio-2-conexion

BERRINCHES

En un proceso de destete puede haber berrinches. La idea es que no estén asociados a las tomas, (para eso el planteamiento del cambio gradual, pero puede suceder más adelante ya que se haya eliminado la toma). Cuando hay berrinches es importante manejarlos adecuadamente, para evitar que se empeoren. Un berrinche NO es un mal comportamiento, ni una forma de manipulación, ni un indicador de que los papás estén haciendo algo mal. Un berrinche es esperado, universal y sano para el desarrollo socioemocional. Es simplemente una emoción que el niño todavía no sabe regular ni expresar de manera adecuada.

ESTRATEGIAS:

- Como prevención (aunque no todos los berrinches se pueden prevenir):
  ◊ Anticipar cambios: usando una alarma o anticipando con la voz.
  ◊ Tener límites definidos: entre más constantes sean los límites mejor, entre menos constantes más crisis habrá.
  ◊ Tener todas sus necesidades satisfechas: físicas y de seguridad.
  ◊ Durante la crisis:
  ◊ Responder con la mayor calma posible para contagiarle calma: respirando, siendo un puerto seguro, con el mismo tono en el que me gustaría que me respondieran a mí adulto.
  ◊ Conectar: física y/o verbalmente: puede ser de cerca o a la distancia (dependerá de cómo se sienta cómodo niño).
  ◊ Nombrar estado físico: «Hay lágrimas en tus ojos, tu boquita está hacia abajo...».

- Validar emociones: «… te sientes triste porque se terminó el juego».
  ◊ NO ceder ante el límite que se haya establecido.
  ◊ NO buscar frenar la emoción: todas las emociones deben salir del cuerpo, el objetivo no es parar sus emociones sino enseñarle a regularlas.
  ◊ Si la crisis es demasiado intensa: esperar a que baje, mantenerse cerca para asegurar seguridad de todos dándole su espacio.
  ◊ Si la crisis es demasiado larga: espera el tiempo que sea necesario.
  ◊ Recuerda: No está buscando que te la pases mal, él se la está pasando mal.

- Después de la crisis:
  ◊ Redirigir: dando un sí retardado («mañana sí podrás volver a jugar»), dando dos opciones («ahora vamos a jugar en la casa, ¿prefieres los blocks o el rompecabezas?») o invitándolo a respirar («vamos a respirar para sentirnos mejor»).
  ◊ En la calma: enseñar estrategias de regulación, rincón seguro, etc.

MALOS COMPORTAMIENTOS

Un «mal comportamiento» NO es personal. Cuando un niño presenta comportamientos inadecuados (golpear, morder, aventar cosas, etc.), es porque todavía no tiene las habilidades socioemocionales necesarias para regular su emoción, y termina expresándola de manera física.

Es más común ver estos comportamientos disruptivos en niños pre-verbales, pues su lenguaje es todavía limitado.

Nuestra responsabilidad como adultos es entender la etapa de desarrollo en la que están, mantener la mayor calma posible y darles las herramientas necesarias para que aprendan a expresarse de una manera asertiva. Todo esto con MUCHA práctica y constancia.

ESTRATEGIAS:

- Evita sobrerreaccionar: entre más grande sea la reacción de los papás, más atención recibe el niño, y más lo seguirá haciendo para ganar esa atención. La atención se da en momentos de conexión, no en comportamientos inadecuados. (En lugar de gritar «¡muy mal!», mejor acercarse con calma y seguridad).
- Evita decir «no, no, no»: El negativo es un concepto abstracto y complejo para el cerebro del niño. En lugar de negar o prohibir, lo ideal es decirle al niño qué es lo que SÍ puede hacer: («No corras» → «Camina despacio» / «No pegues» → «Haz cariñitos así»).
- Evita castigar: los castigos físicos y/o verbales paralizan al niño de miedo, no enseñan ni le dan habilidades para hacerlo mejor la siguiente vez.
- **Clave de oro:** Valida emoción + Invalida comportamiento + Modela lo adecuado.
  - ◊ «Se vale sentirte enojado + no se vale pegar + si estás enojado puedes patear esta pelota».
  - ◊ «Se vale sentirte triste + no se vale empujar + si estás triste puedes venir a pedirme un abrazo».
  - ◊ «Se vale sentirte decepcionada + no se vale que me muerdas + si quieres puedes usar esta mordedera/trapito/etc.».

Con esta estrategia estamos manteniendo un límite respetuoso, empatizamos con sus emociones y necesidades, y le enseñamos cómo puede actuar mejor la siguiente vez.

NUTRICIÓN

El siguiente apartado está revisado en colaboración con la Lic. en nutrición María Gabriela Hernández.

Con respecto a la nutrición, la intención es abordar el tema de una manera básica y general. Para personalizar haría falta valorar cada caso. Para lo cual, se deberían de considerar múltiples aspectos no solo del niño como estado de salud, edad, peso y estatura, sino también algunos otros como costumbres familiares, aspectos culturales e incluso religiosos que marcan las directrices de cómo se debe de alimentar un niño. Sin embargo, en el aspecto nutricional relacionado al destete es muy importante identificar lo siguiente:

¿Cuáles son los grupos de alimentos que deben consumir los bebés y niños dependiendo su edad?, ¿en qué cantidades se consumen?, ¿cuáles son los gustos y preferencias del bebé o del niño?, ¿existen alimentos que rechaza? El conocer todo lo anterior, nos puede llevar a identificar deficiencias calóricas y/o nutricionales que pueden impactar sobre los patrones de lactar, y las necesidades nutricionales que llevan al bebé o al niño a ir al pecho.

Todo lo anterior va a interferir en los objetivos de destete y también, puede contribuir en los despertares nocturnos, los cuales, al tener una estrecha relación con pedir el pecho, pueden dificultar el destete.

Hidratación y consumo de líquidos

Para el proceso de destete es muy importante la hidratación y el consumo de líquidos en los bebés y en los niños. Si el requerimiento diario de líquidos no se cubre por medio de la ingesta de agua, el bebé o el niño tendrá que buscar el pecho no solo para calmar el malestar que provoca la sed, sino también para cubrir una necesidad hídrica indispensable. Por esta razón, es importante revisar que la ingesta de agua esté en el rango adecuado según la edad, como se mira en la siguiente tabla*:

Edad	Consumo de agua recomendado por día
0-6 meses	0.7 litros
6-12 meses	0.8 litros
1-3 años	1.3 litros
4-8 años	1.7 litros

Es importante mencionar, que las cantidades de agua recomendadas en la tabla anterior son estándar y pueden variar dependiendo de otros factores como condiciones climatológicas (mucho calor o mucho frío) y/o condiciones de salud como, por ejemplo, la fiebre, donde el requerimiento de líquido se incrementa. Pero lo que es un hecho, es que, un adecuado consumo diario de líquidos facilitará el proceso de destete. Para lograrlo, se recomienda calcular todos los líquidos que ingiere el bebé o el niño al día junto con el aproximado de leche materna e identificar si dicho consumo se aproxima a las recomendaciones diarias. Si no lo es, se recomienda ofrecer una mayor cantidad de líquidos para cubrirla y evitar un malestar físico por sed o deshidratación, lo que también puede llevar al bebé o al niño a continuar buscando el pecho materno.

Hidratos de carbono

En la mayoría de los distintos tipos de alimentación en el mundo, los carbohidratos juegan un papel protagónico siendo en muchos casos, el grupo de alimentos de mayor consumo en un día. Lo anterior no suele ser diferente en las dietas infantiles por lo que, su

---

* Basado en: FNB, 2004.

consumo, suele ser adecuado en los niños a menos de que los padres promuevan restricciones de manera deliberada.

A nivel nutricional, y pensando en la salud de los bebés y los niños, donde hay que enfocarse principalmente es en la calidad de los carbohidratos que se consumen. Sabemos que hablar de carbohidratos abarca un amplio espectro y que no todos tienen valor nutricional, e incluso de algunos se ha comprobado que promueven la aparición de ciertas enfermedades. Por lo que, para facilitar la comprensión de este tema y poder dar mejores recomendaciones, clasificaremos a los carbohidratos en dos tipos:

1. Carbohidratos que por su calidad debemos evitar o consumir con moderación como aquellos altamente procesados y refinados.

2. Carbohidratos que por su calidad nutricional nos aportan beneficios a la salud por su contenido de fibra, vitaminas y minerales como los integrales, sin refinar, poco procesados etc.).

Si este grupo de alimentos suele ser uno de los más aceptados por los niños, y representa aproximadamente un 55-60% de cada una de sus comidas, es indispensable que se ofrezcan aquellos del segundo grupo, los que son de la mejor calidad y, sobre todo, los que tengan mayor aporte nutricional.

Proteínas

A diferencia de los carbohidratos que son muy bien aceptados por los bebés y los niños, las proteínas suelen tener menor aceptación. Son distintos los factores que contribuyen a su rechazo, pero la mayoría, se relaciona con la naturaleza de este grupo de alimentos. Las proteínas suelen tener una textura más dura y más reseca, lo cual dificulta la masticación y deglución en los niños promoviendo su rechazo. En el aspecto nutricional, uno de los problemas de una ingesta insuficiente de proteínas puede promover deficiencias de hierro y afectar el crecimiento. También se ha relacionado con «síndrome de las piernas inquietas» que repercute de manera directa en los despertares nocturnos. En general, se ha relacionado a la deficiencia proteica con un incremento en la frecuencia en las tomas de leche materna lo que dificultaría el proceso de destete.

Generalmente, con que en cada grupo de comida se asegure ingesta de proteína animal o vegetal, se cubre la ingesta diaria recomendada. No es necesario estar contabilizando, ni hay que forzar al niño. Sin embargo, la siguiente tabla, nos puede dar una idea de los rangos aproximados de ingesta diaria de proteína según la edad del niño.

Edad	Gramos proteína diarias aproximadamente
0-5 meses	13 gramos
5 meses-1 año	14 gramos
1-3 años	16 gramos
4-6 años	24 gramos

Calorías totales diarias

Las calorías sirven solo como marco de referencia. Ayudan a tomar consciencia de que no solo es el volumen de alimentos que ingiere, sino su contenido calórico. Por ejemplo, un bebé que toma un gran volumen de papillas de verduras y frutas, con poca cantidad de grasas buenas, proteínas o incluso de carbohidratos, puede estar por debajo del consumo calórico diario que necesita. Durante la lactancia, esto puede suceder cuando se inicia la alimentación complementaria con mucho volumen de papillas, pero con bajo aporte calórico lo que a su vez reduce la ingesta de leche y puede llevar a una desaceleración en la ganancia de peso.

A pesar de que no es necesario contabilizar las calorías que ingiere el bebé o el niño, es importante mencionarlo para poder generar consciencia de la importancia de que los grupos de alimentos estén equilibrados y así poder cubrir los requerimientos nutricionales de los niños.

Actualmente, la recomendación es que, una vez que se inicia la alimentación complementaria (a los 6 meses), esta incluya todos los grupos de alimentos: proteína, carbohidratos y grasas. Cada grupo cumple una función distinta en el organismo e incluso dentro del mismo grupo de alimentos encontramos una enorme diversidad nutricional por lo que no solo hay que enfocarse en comer los tres grupos de alimentos sino variar los alimentos de cada grupo y lograr una alimentación «equilibrada» y que esto se logre de una forma natural.

Durante este periodo de introducción de nuevos alimentos y destete, se pueden encontrar muchas situaciones como aversión por ciertos alimentos o por ciertos grupos de alimentos, el no poder lograr una ingesta adecuada en un largo periodo de tiempo, y más. Si se detecta algo así es importante revisar el caso con un especialista en el área.

Vinculado al tema del aporte calórico, están las grasas que no se deben de restringir en bebés o niños pequeños. De hecho, a partir del año, de forma muy sabia el cuerpo de la madre produce leche que es mucho más alta en grasa que en cualquier otra etapa de la lactancia. El consumo de grasas buenas es indispensable para múltiples funciones como la maduración, el desarrollo cerebral y el crecimiento. En niños de entre 1 y 3 años de edad, las calorías de la grasa deben conformar del 30% al 40% de las calorías totales. En los niños de 4 años en adelante, las calorías de la grasa deben conformar del 25% al 35% de las calorías totales. Estas se pueden revisar en la siguiente tabla:

Edad	Calorías
1 año	900
2-3 años	1000
4-8 años	1,200-1,400

Esta información nutricional, básica y general, brinda una herramienta que hay que utilizar para identificar factores que pueden ayudar o dificultar el proceso del destete. Es parte de los factores que pueden estar influyendo, o que van a influir de manera positiva o negativa en los objetivos de destete, así que, hay que tratar de corregir lo básico y, en casos más agudos, acudir con un especialista en nutrición. Lo mismo en el caso de la parte psicológica y el sueño.

SALUD GENERAL

Se ha visto que enfermedades como la rinitis alérgica no identificada (que lleva a roncar, dormir mal y estar irritable durante el día), las deficiencias nutricionales, las alergias o el reflujo silencioso no identificado, interfieren también con los objetivos del destete y, en muchos casos, pasan desapercibidas. Por esta razón, al iniciar el proceso de destete es importante reevaluar los antecedentes médicos de los niños y valorar con un pediatra o especialista su resolución.

Al abordar de forma integral el tema del destete también se contribuye a la salud física y mental del niño y, por supuesto, también impacta de manera positiva en todo el núcleo familiar. No hay que olvidar que el destete es el final de una forma de relacionarse con el niño de manera afectiva y, en este sentido, nutricionalmente también, por lo que hay que cuidar todos los aspectos del destete y llevarlos de forma gradual, con suavidad, profesionalismo e integridad.

Para cerrar el tema, es importante dejar claro que, en el camino de estos cambios, hay que resolver un problema a la vez y no tratar de solucionar todos los problemas juntos. Por ejemplo, si se logra quitar la toma de la siesta sin estrés tóxico y gradualmente como ya lo explicamos, pero ahora, en vez de dormir 1 hora, duerme 15 minutos, bueno… un paso a la vez. El objetivo principal era eliminar la toma y se logró, no era eliminar la toma y que la siesta se mantuviera de la longitud ideal. Ya después, se trabajará sobre el otro aspecto que se haya modificado de una manera no favorable. Tener esto en cuenta es importante, no solo para entender y priorizar objetivos, sino porque tratar de hacerlo todo al mismo tiempo, normalmente no es efectivo.

Espero que esta propuesta sea de ayuda y guía para tantas mamás y familias que quieren y están prontas a pasar por este proceso agridulce de transformar esta práctica de parentalidad en nuevas formas que no dejan de ser igual de especiales y profundas.

Como tantas etapas y procesos en la vida, el destete es agridulce. Lo compone una dualidad emocional que suele dejar su marca. Creo que es un aspecto hermoso, porque construye resiliencia tanto en la mamá como en el bebé. Nos enseña que podemos adaptarnos para bien, y florecer y disfrutar a fondo la etapa que sigue, incluso, si en el momento hay retos y malestar emocional.

Les deseo unos lentes que les permitan apreciar que este camino no lleva solo al final de una etapa, sino al inicio de otra nueva y hermosa. Les deseo también el mayor de los éxitos en su camino y que logren todos sus objetivos de la mejor manera para ustedes y sus bebés.

EPÍLOGO

«La lactancia nos recuerda a la ley universal de la abundancia;
mientras más damos, más recibimos, y el alimento divino —la
fuente inagotable de donde todos nos nutrimos— es como el pecho
de una madre, siempre lleno y siempre fluyendo».

SARA BUCKLEY

Este epílogo es una carta a mí misma. Es un último ejercicio de
reflexión sobre una pregunta que recibo con frecuencia: ¿por qué
hay niños que son amamantados exclusivamente y que a pesar de
esto se enferman seguido, o son alérgicos, o tienen cualquier otro
tema de salud o quizá algún problema cognitivo?, y ¿por qué hay
algunos que tomaron fórmula y no fueron amamantados y se enferman muy poco, o no tienen alergias, o son muy inteligentes?

Quisiera comenzar mencionando los aspectos científicos de
esta respuesta. Para empezar, hay múltiples factores que interfieren
en los resultados que tienen los niños en cuanto a estas variables
como: ¿cuánto tiempo fueron amamantados exclusivamente?, porque no es lo mismo cuatro meses, que año y medio. En segundo
lugar, es importante entender que cada niño trae una genética distinta. La propensión a las alergias es altamente hereditaria, por
ejemplo. Los niños susceptibles a tener alergias pueden estar per-
fectos durante los seis meses que reciben lactancia exclusiva y,

apenas los destetan, y empiezan a probar otras leches de origen animal (así como otra clase de alimentos), pueden desarrollar alergias. Son organismos y sistemas inmunes que aún están inmaduros, bebés que probablemente estuvieron protegidos de alergias los primeros meses de vida gracias a la lactancia, pero al momento de cambiar el tipo de alimentación y de perder los beneficios y la protección de la leche humana, responden diferente que otros niños que no tiene la misma propensión genética.

Pasa lo mismo con la tendencia a enfermarse. Cada niño tiene una inmunología diferente, y dependiendo de otras variables en su ambiente va a ser más o menos proclive a pescar virus o infecciones con regularidad. Los propios medicamentos tienen efectos secundarios que, a veces, los hacen caer en un círculo vicioso de «te tomas la medicina, pero luego la medicina te deja débil» como, por ejemplo, los antibióticos con la microbiota, y entonces el niño está más vulnerable. Esto es un círculo vicioso común que a veces es difícil de romper. La asistencia temprana al kínder es otro factor, la poca exposición del bebé al mundo durante el primer año de vida y a ambientes diferentes al de su casa, también, porque mantener al bebé en un ambiente muy estéril, se sabe científicamente que es nocivo para el funcionamiento óptimo del sistema inmune.

También puedo pensar en cosas más graves como los cánceres infantiles, los cuales se consideran con un peso genético importante. Esto quiere decir, que tienen una expresión muy fuerte o que hay tumores que pudieron formarse durante el embarazo, en una especie de malformación. La salud de la madre antes de gestar y mientras está embarazada es muy relevante. Todo tiene implicaciones en la formación de ese bebé.

¿Sabías que la inteligencia es 50 % hereditaria? Esto es un porcentaje bastante alto. Lo que hagamos para nutrir a su cerebro afuera del vientre, tiene una relevancia muy importante en cómo se va a expresar esa inteligencia. No solamente cómo lo nutramos alimentándolo, sino cómo lo nutramos afectiva y emocionalmente.

Al final, los instintos, las emociones y lo cognitivo funcionan como un solo sistema complejo, por lo cual, no nutrir una de estas áreas, siempre puede crear disfunciones.

La leche humana no es una garantía. No hay garantías. Es simplemente la mejor forma de nutrir el cuerpo en desarrollo de un infante. Una relación de parentalidad que incluye atender necesidades afectivas en el bebé, exactamente al mismo tiempo que las nutricionales. Y, aunque la nutrición no es el factor único que influye en la salud de un bebé, niño o adulto, sí tiene un peso extremadamente importante. Hay cosas que podemos controlar y otras que no. Tener el control de la alimentación de nuestros niños es algo muy poderoso e implica una responsabilidad tremenda.

Yo hubiera querido que al nacer, mi mamá me hubiera dado pecho. Sé que no lo hizo porque tenía cirugías de reducción y sufrió de episodios severos de mastitis con mi hermana, (quien sabe cómo estaba manejando su lactancia, seguro que le dijeron que cada 3 horas, 10 minutos de cada lado) y, además fue en la época del «boom» de la fórmula, en donde se pensaba o se percibía, con poca evidencia científica, pero sí con mucho marketing, que era inclusive superior a la leche humana. Sé que no tuvo manera de entender las implicaciones, pero sinceramente, me hubiera encantado a mí, Daniela, hoy como adulto, haber heredado ese beneficio de por vida.

Si es cierto que hoy aquí estoy, escribiendo estas líneas, pero pasé años de interminables alergias, episodios de asma, infecciones y gripas… muchas cosas que aún hoy me afectan a pesar de que hago mis mejores esfuerzos por cuidarme. Y aún y cuando no hubiera tenido problemas de salud de chiquita, y todo hubiera salido bien, me gustaría haberlo recibido. Es como si hoy (ni Dios lo quiera) me enfermara de gravedad, y dejara de comer verduras, porque a pesar de comer verduras, me enfermé. Sería una tontería. Probablemente si no hubiera comido verduras me hubiera enfermado antes o peor. No porque haya gente que se alimenta mal y aun así no se enferma, hay que asumir que todos podemos hacer lo mismo y vivir con buena salud.

Todo lo que hacemos, generalmente es lo mejor que podemos, con la información que tenemos en el momento, esperando que nos dé el resultado esperado. Cuando estudiamos, lo hacemos esperando que con lo que vamos a aprender, podamos encontrar un buen trabajo en el futuro. Pero no hay garantías. Sería como pensar que, porque hay personas que no acabaron la Universidad y son emprendedores exitosos o tienen un buen trabajo, no hay que estudiar más. Para mí es una analogía válida. Lo mismo que hacer las cosas y vivir la vida con generosidad y bondad. Lo hacemos porque es parte de nuestros valores, porque creemos en eso, porque nos nace, pero no siempre nos sale todo bien de regreso a nosotros, y observamos a otras personas menos nobles y éticas que al «parecer» todo les sale mejor. La vida «es» y punto. No es ni buena ni mala, ni fácil ni difícil. Hay múltiples factores que nos pueden ayudar a vivirla mejor, pero no hay garantías. Todo puede pasar, en todos los aspectos.

Yo considero que lo importante es vivir con esta conciencia, pero sin dejar de examinar qué es lo mejor para nosotros. Qué conceptos hemos heredado y porqué, y deconstruirlos para poder construir los nuestros. Los propios de cada quién, y vivir, y empujar en base a lo que creamos correcto con todas nuestras ganas, pero aprender a soltar cuando haya resistencia o las cosas no salgan como queremos. «Ese es el arte». Yo me lo repito todos los días, cuando alguno de mis hijos agarra una rachita de enfermarse, y yo, humana, como cada uno de ustedes, no me cuestiono si fue verdaderamente beneficioso haber amamantado a mis primeros dos hijos ocho meses y a mi último un año. De eso no me queda la menor duda, y lo digo con toda la sinceridad del mundo. Lucho en contra de mis propios miedos a no representar mis conceptos o ideales, como si mis hijos fueran el espejo de lo que yo represento. Parte de la lucha en contra del ego… Como si esos ocho meses (que no fueron suficientes, pero no sabía lo que sé hoy) fueran o debieran ser la garantía de la buena salud y todo el resto de los beneficios, porque si no, no estaría siendo congruente... Y concientizar que esto, sencillamente es una construcción inconsciente y también incorrecta que he hecho.

Esto me ha ayudado a soltarlo y a entender, y a empatizar un poco más, con la lucha que tenga cada mamá con sus hijos. Porque todas nos proyectamos. Porque tendemos a pensar de manera inconsciente que los hijos nos representan. Nadie es dueño de nadie, y no hay garantías para las cosas buenas que hacemos en esta vida.

Dije que esto era una carta a mí misma. Un ejercicio. Porque yo también batallo, me cuestiono, y también soy una mamá con los mejores sueños para mis hijos tratando de vivir lo mejor que puedo. Tratando de aprender cómo puedo hacerlo mejor. Tratando de *couchearme*, de sanar mi psicología y los aspectos de mi inteligencia emocional que me limitan.

Me consuela saber que esta lucha no es mía nada más. Es de todas y de todos los que vivimos esta increíble experiencia humana, y este indescriptible milagro que es ser madre. Mi deseo sincero y profundo, es que cada una de ustedes encuentre su mejor versión, viva su mejor vida, ame con la mayor profundidad, y que pueda experimentar el aspecto espiritual de amamantar y, además, lo disfrute si esto es lo que ha decidido.

Porque la lactancia es un lenguaje, no es solo la mejor manera de nutrir a un bebé, sino también una comunicación casi mística entre una madre y su hijo. Es una verdadera experiencia espiritual, o así creo yo, debería de serlo.

¡FELIZ LACTANCIA A TODAS!
Las quiero, y nos vemos en el camino...

DANI

REFERENCIAS BIBLIOGRÁFICAS

GENERALES

Acosta, José María, *Programación neurolingüística e inteligencia emocional*, Amat Editorial, España, 2013.

American College of Obstetrics and Gynecologysts & The American Academy of Pediatrics, *Breastfeeding Handbook for Physicians*, The, USA, 2014.

Baxter, Richard, *Tongue tied*, Alabama Tongue Tie Center, USA, 2018.

Byron, Katie, *The work*, Bohernermedi, USA, 2013.

Dahl, Linda, *Clinician´s Guide to Breastfeeding. Evidence-based Evaluation and management*, Springer, USA, 2015.

Dispenza, Joe, *Breaking the Habit of Being You*, Hay House Inc., USA, 2013.

González, Carlos, *Un regalo para toda la vida. Guía de la lactancia materna*, Booket, España, 2014.

Gordon, Suzanne, Feldman, David L., Leonard, Michael, *Collaborative Caring*, Cornell University Press, Canada, 2015.

Llamas, Alejandra, *El Arte de Conocerse*, DeBolsillo, México, 2012.

Mannel, Rebecca, Martens, Patricia J., Walker, Marsha, *Core Curriculum for Lactation Consultant Practice*, ICLA (International Lactation Consultant Association), Jones & Barret Learning, USA, 2013.

Newman, Jack, Pitman, Teresa, *Dr. Jack Newman´s Guide to Breastfeeding*, Pinter & Martin, LTD, USA, 2019.

Paricio, José María, *El libro de la lactancia*, Vergara, España, 2020.

Pessoa, Luiz, *The Cognitive-Emotional Brain. From Interactions to Integration*, Massachusetts Institute of Technology, USA, 2013.

Stamm, Jill, *Bright from the start*, Penguin Group, USA, 2007.

Siegel, Daniel, *Viaje al centro de la mente*, Paidós, España, 2017.

Wambach, Karen, Riordan, Jan, *Breastfeeding and Human Lactation*, Jones & Bartlett Learning, USA, 2016.

Watson Gena, Catherine, *Supporting Sucking Skills in Breastfeeding Infants*, Jones & Bartlett Learning, USA, 2013.

World health organization & UNICEF, *Baby Friendly Hospital Iniciative: Revised, Updated and Expanded for Integrated Care*, Suiza, 2009.

AGRADECIMIENTOS

Este libro no hubiese sido posible sin el apoyo, ayuda, y colaboración de muchas personas, no solo desde el punto de vista de contribución con ideas, contenido, etc., sino además desde el punto de vista de apoyo emocional, logístico y de tantas otras cosas.

Quiero empezar por agradecer a mi editora Larisa Curiel, quien no solo me ayudó a pulir todos los detalles de edición, sino que además lo hizo con calidez y cercanía. Ambos, atributos claves a la hora de corregir al autor. Gracias Lari.

A todo el equipo editorial de Urano que ha hecho posible esta publicación. A mi agente literaria estrella, Paulina Vietiez, por ser tan diligente, eficiente y tan buena mentora. Gracias.

A mi profesora de escritura, Sofía Segovia, dulce en el trato y en la amistad, pero directa y dura en sus correcciones. Gracias Sofy.

A mi amiga Eugenia Cantú, por su revisión de los textos de psicología y *coaching*. Gracias Keny.

A Mariana Villarreal, por tenerme tanta paciencia en las mil y un preguntas que le hago constantemente sobre el tema del sueño, y por ser tan buena compañera para rebotar, debatir y discutir hipótesis sobre temas de lactancia y sueño. Gracias *sleep coach* favorita. Gracias a ella, a Annie Elizondo y a Gaby Hernández por las valiosas contribuciones para el capítulo de destete y la metodología MIDG.

A todas mis amigas y amigos, porque me llena su amistad y me da gasolina todos los días para seguir adelante. Porque me ayudan y apoyan en otros aspectos de mi vida, creando el espacio para poder dedicarme a tareas laborales como la de escribir este libro.

A todas las y los maestros directos e indirectos, porque he aprendido un montón y he recibido apoyo de muchas personas que admiro, a veces de forma directa y a veces indirecta. Gracias.

A mi asistente, coordinadora académica y amiga, sin quién seguro no podría organizarme tan bien, Lidia Molina.

Gracias Lili. A todo mi equipo de trabajo extendido, porque su apoyo en otros proyectos, también generan espacio para que pueda crear otras cosas.

A mi talentosa amiga Laura Julián, quien captó la esencia de mi mundo de lactancia y lo hizo una obra de arte. Gracias Lau.

A mi mamá por la vida, por su amor incondicional... a mis hermanos por ser los mejores y estar ahí siempre, a toda mi familia, a la vida... a Dios una y otra vez: GRACIAS.